坐月子——
调养体质的健康秘笈

邱宇清/编著

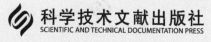

科学技术文献出版社
SCIENTIFIC AND TECHNICAL DOCUMENTATION PRESS

·北京·

图书在版编目（CIP）数据

坐月子：调养体质的健康秘笈/邱宇清编著. —北京：科学技术文献出版社，2015.11
ISBN 978-7-5189-0678-9

Ⅰ.①坐… Ⅱ.①邱… Ⅲ.①产褥期—妇幼保健—基本知识 Ⅳ.①R714.6

中国版本图书馆 CIP 数据核字（2015）第 208934 号

坐月子——调养体质的健康秘笈

策划编辑：孙江莉　　责任编辑：宋红梅　　责任校对：张燕育　　责任出版：张志平

出 版 者　科学技术文献出版社
地　　址　北京市复兴路 15 号　邮编　100038
编 务 部　（010）58882938，58882087（传真）
发 行 部　（010）58882868，58882874（传真）
邮 购 部　（010）58882873
官方网址　www.stdp.com.cn
发 行 者　科学技术文献出版社发行　全国各地新华书店经销
印 刷 者　北京建泰印刷有限公司
版　　次　2015 年 11 月第 1 版　2015 年 11 月第 1 次印刷
开　　本　710×1000　1/16
字　　数　253 千
印　　张　18.5
书　　号　ISBN 978-7-5189-0678-9
定　　价　26.80 元

前言

　　"十月怀胎，一朝分娩"，在坐月子的过程中，新妈咪会遇到各种问题，产生很多迷惑，比如月子里能洗头吗？能刷牙吗？诸如此类的问题，会让很多新妈咪饱受折磨，甚至患上产后抑郁症。

　　分娩后，新妈咪的全身器官、组织，特别是生殖器官，面临着 6～8 周的恢复期，十分缓慢。而产后恢复需要从多方面着手，日常生活、心理保健、饮食调养、疾病预防、运动健美等，都需要新妈咪积极地参与。

　　同时，随着宝宝的降临，各种问题接踵而至。既要照顾宝宝，又要兼顾自身健康，这让很多新妈咪苦不堪言。面对生活中的各种压力，很多新妈咪可能无所适从。

　　因此，本书结合传统坐月子的理论，从现代健康生活观念的角度出发，全面、细致地教您如何坐月子。首先，着重考虑新妈咪的身体恢复，尤其注重产后 1 个月的调养，科学搭配各种饮食，保证营养的均衡。以周围单元，分别讲述了新妈咪如何进行产后调养，并列出了适合身体调养的滋补药膳、营养主食、高纤蔬食、点心甜品、恢复元气的食谱和养生饮品。对于不同体质，给出了调养策略，还贴心地列出了四季的坐月子食谱和养颜瘦身食谱。其次，对于常见的月子病，本书也给出了防治措施。再次，教会新妈咪如何做好宝宝养护，及时解决出现的各种问题。

　　本书内容简单实用，文字通俗易懂，可操作性强，能解决新妈咪在月子期间遇到的各种琐碎的问题。

　　最后，祝愿所有的新妈咪产后保持健康、快乐，找回昔日的魅力风采，同时收获一个健康、聪明、快乐的小宝宝。

编　者

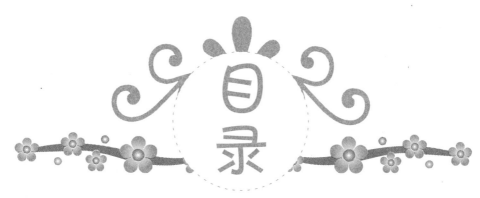

第一章
科学备战产后生活

第二章
坐月子的六大原则

第三章
新妈咪产后必需的营养素

第四章
产后第一周：休养调理，恢复元气

第五章
产后第二周：催乳强筋，缓解腰背疼痛

第六章
产后第三周：滋补元气，保持愉快心情

第七章
产后第四周：内外兼修，重现昔日健康风采

第八章
产后体虚的饮食调养策略

第九章
四季坐月子食谱

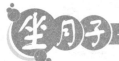

坐月子——调养体质的健康秘笈

第十章
养颜瘦身食谱

第十一章
月子病的防治

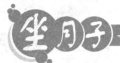

第十二章
坐月子运动保健指南

第十三章
自制天然面膜

第十四章
新生儿的养护

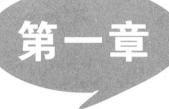

第一章

科学备战产后生活

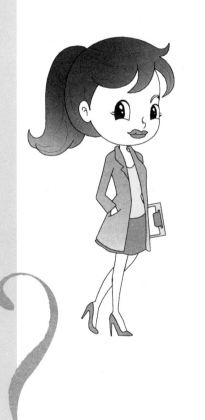

产妇最先面临的问题就是：如何坐月子？坐月子是女人一生中调理身体最好的时机，如果月子坐不好，将为日后身体的健康带来很大的隐患。

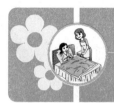

第一节
坐月子有讲究

国传统坐月子禁忌多

坐月子是女人一生中改善体质、保持健康最好的时机。如果月子坐不好，会为日后的身体健康埋下很大的隐患，马虎不得。自古以来，中国人非常讲究坐月子，因此禁忌多一些。虽然这些禁忌可能与现代观念存在一些出入，但流传已久的讲究肯定有着一定的道理。倘若不遵守相关禁忌，就会留下后遗症，给日后的生活带来麻烦。

1. 忌洗头、洗澡

不要洗头、洗澡，主要是因为分娩后全身毛孔处于张开状态，包括头皮。如果在坐月子期间洗头，易导致头皮表皮短暂缺氧，留下偏头痛的后遗症。在洗澡以后，身体虚弱的产妇易受凉感冒，可能会影响到恶露的排出。

2. 忌大量喝白开水

在怀孕末期，产妇通常会有水肿现象，而产后坐月子正是身体恢复的黄金时机。在这段时间内，尽可能让身体积聚的水分排出来，假如又喝进去很多水的话，可能会使小腹微凸，导致身材走样。不过，如果是剖腹产的产妇会服用一些药物，可以补充适量的水分，注意适度饮水。

3. 忌外出、吹风

产妇身体十分虚弱，吹风易感冒，此外产后全身筋骨松弛，冷风侵袭关节，会留下筋骨酸痛的后遗症。专家建议，在坐月子期间，产妇最好穿长衣、长裤，如果地板较凉，可加穿一双袜子，夏天穿一件薄一点的长袖外套。

夏季天气闷热，可选择让电风扇对着墙吹，加速空气流通。以前，人们选择紧闭门窗，使产妇不受风吹，不过，室内还是保持空气流通比较好。

在古代，人们认为产妇分娩是污秽的，不宜外出见人。当然，在现代也不能外出，只是为了避免受凉感冒。

4. 忌生冷食物、沾冷水

产妇应以温补为宜，生冷的食物不卫生。如海鲜、生菜等食物，产妇尽可能不要吃，避免过敏或者细菌感染。产妇不宜用冷水洗手，以免伤害关节。

5. 忌酸咸食物

酸咸性的食物易使水分积聚，影响体内水分的排出，导致小腹微凸。另外，咸性食物中的钠离子会增加血液黏稠度，影响新陈代谢，减缓血液循环的速度。

6. 忌流泪、看书、看电视

产妇全身筋骨较为松弛，且器官大多处于脆弱的阶段。为此，老人们会说："不要掉眼泪，不要看电视。"其实，主要是希望产妇多休息，避免眼睛过度疲劳，致使眼睛干涩或影响日后的视力。眼睛干涩不舒服，还有可能引起头痛。

当眼睛疲劳或者不舒服的时候，用指腹轻压双眼四周，或双掌摩擦生热后轻敷眼睛，可有效改善眼部不适。

7. 忌劳累

专家表示，坐月子中的"坐"也是有来历的。古代医术落后，产妇分娩后易造成阴部撕裂伤，而两腿并拢休息无疑是最佳的方法。

现代医术较发达，医生会在分娩时帮产妇剪开会阴，再进行缝合处理。因此，即使在现代，产妇也应该"坐月子"，尽可能多休息，避免过度劳累。坐月子期间并不是完全躺在床上不动，也要适当运动，有助于产后身体恢复。

8. 忌提重物、长时间一个姿势

提重物需要用力，使劲时会牵拉到腹部肌肉，对于身体虚弱的产妇来说，会有腰酸背痛的可能性。对于剖宫产的产妇来说，用力不当会有内出血的危险。腹部肌肉的收缩，可能会影响到恶露的排出。

对于产妇来说，不抱宝宝是不可能的事情，但尽量不要长时间保持一个姿势。即使是哺乳，也尽可能保持卧床姿势，或者背后加个靠垫，不要仅凭腰力支撑，避免留下腰酸背痛的后遗症。

9. 忌性行为

一般来说，产后 6 ~ 8 周是恢复性行为的最佳时机。坐月子期间，产妇身体处于恢复阶段，不宜有性行为。最主要的原因是，产后 3 周是恶露的排除时间。

西方坐月子，令人惊愕

自古以来，中国人注重养生，因而坐月子讲究比较多。而西方人没有那么多讲究，一些做法甚至让中国人无法接受，认为太不可思议了。

不管东方还是西方，女性怀孕期间身体系统的变化是一样的，都需要有一个恢复阶段。但是，东西方人的体质差异较大，中国人饮食以植物类为主，而体质与饮食存在着直接联系。在医学发展上，我们需要借鉴西方的优点，同时也要选择适合中国人的保健养生方法。

1. 不介意吃冰块

西方人喜欢喝冰水，认为温水不可口，因而产妇也吃冰激凌，喝冰水。西方人认为水果是清淡且富有营养的佳品，大鱼大肉反而太过油腻，易导致身材走样。

25 岁的英国产妇丽达认为：产后体质受损，适当补充营养品是应该的。

听说中国人在产后 1 个多月里吃那么多的蛋和鸡，丽达认为太夸张了。她说，高脂肪、高蛋白的食物会引起消化不良，也会导致产妇发福。丽达认为，优质的母乳应该拓宽饮食渠道，不要禁吃这、禁吃那。

2. 不沾冷水，完全没必要

美国人认为，产妇不但可以沾冷水，吹冷风，甚至还让产妇坐在冰袋上。在美国，产科大夫让一位中国妈妈坐在冰袋上，以让因分娩而撕裂的阴道口尽快消肿。中国妈妈非常不解，说道："我是中国人，不坐在冰袋上。"大夫说道："不坐在冰袋上，伤口会肿一个星期，你要多待在医院一个星期。"无奈之下，中国妈妈入乡随俗，而伤口果然好了，只是肚子有点疼。于是，医生给了她两片止痛片，很快就好了。这位中国妈妈说西方女人冻着了也会肚子疼，但不会像我们那样当回事，吃点止痛药就没事了。

那么，为什么美国人不会落下"月子病"呢？其实，美国人也有产后禁忌——在被拉开的韧带肌肉未恢复前，产妇用特定的姿势弯腰，保健医生会作出正确的指导，让产妇在运动中恢复身体。

3. 热爱运动

西方人热衷于运动，非常崇拜运动明星。在美国，没有所谓的月子医院，但有很多健康中心。从怀孕起，女士们就会参加各种培训班，在医生的指导下进行科学运动，产后一星期下水游泳，两星期后即可上班工作。美国医生表示，产妇在宝宝出生 6 小时后需下床运动，有助于身体的恢复和伤口的愈合。一般来说，3 天后即可回家。除了必要的康复体检，每周都要进行一定的运动锻炼。

4. 没有人伺候坐月子

在中国，基于宝宝的家族观念，多是由娘家妈或婆婆伺候坐月子。在国外，生宝宝多是夫妻二人的选择，与上一代并无过多联系，因而也不会伺候女儿或儿媳，坐月子。在有些地方，邻居们会赠送些礼品表示祝贺及慰问。一般来说，丈夫担当主要的照顾任务。在部分国家，法律规定男人可以休带薪产假。不久之前，英国首相布莱尔的夫人产期将至，英国人认为布莱尔不休产假有利于纳税人，但这对布莱尔夫人是不公平的。

 宝宝百无禁忌

在中国，有暗房、百天之说，而外国则没有。寒冬腊月，美国产妇穿一件T恤，一件衬衣在外面走，而新爸爸抱着戴一顶帽子、衣服并不多的小宝宝。西方妈妈不坐月子，不到一周便可恢复正常的生活，如运动、购物、交际等。在国外，关于宝宝的周边用品很多，非常方便。

实际上，发达国家的室内、室外环境十分干净，有利于宝宝的成长。而在国内，很难达到这样的条件。

中国人的月子观

坐月子，可追溯至西汉《礼记内则》，当时称之为"月内"，距今已有逾两千年的历史，是产后必须要进行的仪式性行为。从医学和社会学的角度来说，"坐月子"主要是帮助产妇顺利渡过生理和心理转折期。现代医学普遍认为，产后女性的生殖系统、内分泌系统、循环系统、消化系统等都会发生重大变化，需要进行合理的调整和恢复。中医认为，产后女性处于"血不足，气亦虚"的状态。坐月子对产妇的意义很多，以产后调理最为突出，帮助恢复及预防损伤，强化体质。在一生中，女人有三个转化体质的重要黄金期，而坐月子就是其中之一。

1. 坐月子有哪些好处

从中医学的角度来说，传统意义上的坐月子是女性产后必需的养生保健之道。经历了分娩时的消耗，产妇处于"血不足，气亦虚"的状态，需要两个月左右的时间才能恢复孕前的生理状态。

从社会学的角度来说，坐月子能够帮助产妇顺利度过人生转折的重要时期。在生理和心理上，女性都需要经过一段时间的休养才能调整过来。

因此，坐月子期间调养得顺利与否，直接影响产妇未来的身体健康状态。对于产妇来说，如果能够趁着坐月子调整体形，治疗某些病症，讲究调养方法，合理补充营养和休息，就能为以后几十年的健康奠定良好的基础。

②　科学的坐月子方法

在古代，中国人坐月子的禁忌很多，包括不可探视孕妇、不可进庙、不得参与祭祀等，更多的是一种对产妇的隔离保护。在各种禁忌之下，产妇可以有一个不受干扰、完全卧床的静养环境。从现代医学理论来看，依然具有很多潜在的养生道理。

尽管在保护产妇的理论上保持一致，但是现代医学的进步，使得禁忌逐步减少。因此，坐月子需要讲究科学的方法，这对于女性具有极大的好处。因此，女性坐月子依然是很有道理的。

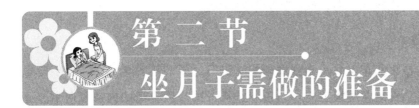

第二节
坐月子需做的准备

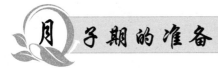

月子期的准备

坐月子是一件大事，马虎不得，需要"准爸爸""准妈妈"做大量的准备工作。现代医学，尤其是妇幼保健学的发展，为人们的生活提供了大量的科学指导。具体来说，坐月子需要进行物质上、精神上的准备。一般来说，做好准备工作是产后大事成功的一半。

物 质上的准备

月子期，是新妈咪和宝宝有肌肤之亲的第一个月。在这个月，新妈咪除了要在宝宝身上投入很多精力，也不能忽视自身的护理。为了方便新妈咪的准备，下面一些坐月子的必备护理品，新妈咪应提前准备好。

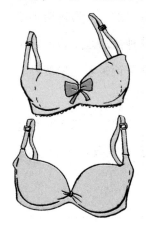

1. 哺乳衣、文胸

哺乳衣：新妈咪母乳喂养宝宝是很自然的事情，但经常解开衣服纽扣很不方便。因此，选择合适的哺乳衣是很有必要的。哺乳衣不但方便喂养宝宝，还能够避免不必要的尴尬。所以，新妈咪可以选择两套外出和睡衣式的哺乳衣，方便日常生活。

哺乳文胸：使用哺乳文胸，能有效支撑和扶托乳房，保持乳房血液循环通畅。同时，可促进乳汁的分泌及提高乳房的抗病能力，保护乳房不受摩擦。

2. 内裤

产后，医生和护士会经常帮助新妈咪进行必要的检查和消毒，由于排恶露的因素，需要经常更换卫生巾，所以选择一些产后专用的内裤显得十分重要。内裤的裤裆应该可以随意打开，使得消毒和清洁工作更为方便。

3. 卫生巾

新妈咪在月子期会排恶露，选择合适卫生巾必不可少。目前，市场上有专门为月子期设计的卫生巾，可供新妈咪们进行选择。

4. 牙具

月子期里，新妈咪们如果不注重口腔卫生，容易诱发牙周病、牙龈炎，因而选择新妈咪牙刷十分关键，能有效保护新妈咪的牙齿。坚持早、晚刷牙，饭后漱口，最好使用温水，有利于保护牙齿。

5. 束缚带

束缚带主要是为了补充肌力不足，协助收腹，以低强度、长时间的佩戴为宜。注意合理使用束缚带，最好在夜间睡觉时也使用。此外，不要过紧，位置不要过高。

6. 月子帽

众所周知，月子期新妈咪的头部保暖十分重要，应自备一些月子帽或者月子头巾。想要尽早恢复身体，月子帽和月子头巾是必备的。

月子期需准备的物品大盘点

表 1-1　妈妈用品

物品名称	数量	备注
棉袜	2～3 双	产后脚部保暖
棉拖鞋	1 双	避免脚部受凉
吸乳器	1 组	帮助吸取乳汁，手动或者电动
防溢母乳垫	2～3 盒	吸收多余乳汁，保持乳房干爽
清洁棉	2～3 盒	清洁乳房和宝宝的舌苔
母乳保鲜袋、保鲜瓶	2～3 盒，2～3 个	便于母乳储存
超薄产垫、卫生巾	1～2 包	吸收恶露，保证生理健康
产妇湿巾	若干	避免产后感染

表 1-2　宝宝用品

物品名称	数量	备注
棉布内衣	2～6 件	棉布较为柔软，对皮肤刺激小
连身内衣	2～6 件	保护宝宝肚皮不受凉

续表

物品名称	数量	备注
外套	2~4 件	分连身、半身两种
包巾	1~2 条	根据季节选择厚薄
肚兜	1~2 条	防止宝宝踢被子而受凉
棉尿布	3 打	旧棉布床单、棉毛衫裤剪成小长方形
枕头	1~2 个	宝宝 3 个月后再买
蚊帐	1 顶	防蚊、防尘、减弱光线
床头玩具	1~2 个	训练视觉、听觉
240 毫升奶瓶	2 个	喂奶粉前务必清洗干净
120 毫升奶瓶	2 个	适合给宝宝喂水
备用奶嘴	2~4 个	根据宝宝月龄购买
安抚奶嘴	2 个	防止宝宝哭得厉害
奶瓶奶嘴刷	2 副	以不损伤瓶身为原则
奶瓶清洁剂	2 瓶	清洗时将泡沫冲洗干净
奶瓶保存箱	1 组	避免奶嘴暴露于空气中
柔湿巾	数盒	宝宝排泄后使用
体温计	1 支	有电子式、水银式两种
棉花棒	2 盒	擦拭宝宝耳部、眼部、鼻部分泌物
水温计	1 个	测量水温，防止烫（冻）伤宝宝
吸鼻器	1 个	吸取鼻内分泌物

精神上的准备

在生活中，很多人对分娩过程缺乏了解，无法想象这么大一个宝宝是如何生下来的。许多坊间传闻，使得很多产妇对分娩感到恐惧。

固然，分娩是产道被撑开而让宝宝顺利通过，疼痛是在所难免的。但是，这种疼痛是因人而异的，有些人并不感到很痛。与受伤、疾病的疼痛相比，分娩时的阵痛是一种自然现象，有着本质上的差别。

疼痛感，多是大脑皮层中枢神经的作用。当自我感到不安时，中枢神经会有较为敏感的反应，便会增强疼痛感。如果孕妇在临产时感到恐惧，忐忑不安，便会加剧这种疼痛感的蔓延。

因此，坐月子必须要有足够的心理准备，从思想上克服恐惧不安的心理，保持平和的心态，既来之则安之。

预防准妈咪产前抑郁

有的孕妇经常担心胎儿的健康，怀疑出现的各种症状，看到一些医学报道后，更是莫名的害怕和紧张，夜晚睡觉时甚至有失眠、多梦的症状。症状的产生，多数是由于准妈咪心理压力过大，甚至出现严重的产前抑郁症，表现为食欲不振、情绪低落、缺乏安全感等。

当孕妇心理出现问题时，必然会影响到肚子里的小宝宝，母子连心，宝宝的个性多数受妈妈的影响。

当准妈咪情绪出现波动时，伴侣或者亲人的支持和鼓励就显得十分重要。平时，家人应该给予孕妇足够的关心，排解她们心中的疑虑。必要的情况下，准爸爸陪同准妈咪咨询心理医生，让其恢复心态的平衡，尽量避免使用药物。

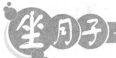

 成产前焦虑的几大原因

孕妇产前焦虑对自己和胎儿都会造成直接的影响。

1. 缺乏经验

初产妇由于缺乏分娩的直接体验，又从电视、报刊上获得一些负面的信息，使得对分娩的过程十分担心，出现焦虑。

2. 怕宝宝畸形

虽然经过多次检查，但胎儿的健康依旧无法保证。因此，产妇不时地会焦虑，怕生出个不健康的宝宝。

3. 孕期反应严重

怀孕晚期，产妇的各种不适症状会加重，如水肿、皮肤瘙痒、腹壁皮肤紧绷等，使得心情烦躁，导致焦虑。

4. 重男轻女

在很多家庭，重男轻女的思想根深蒂固，会影响到产妇的日常情绪。对宝宝性别的在意，会使产妇变得很不安。

5. 经济压力大

过于担心宝宝出生后，职业受到影响，会加大家庭经济压力，从而产生焦虑。

学 会减轻产前焦虑

在怀孕晚期，孕妇要采取积极的态度，避免产前焦虑，而家人的努力也十分重要。

在妊娠后期，孕妇通常表现为依赖性强，希望得到保护，渴望家人的关心，这是一种正常的心理反应，家人应该正常对待。孕妇可能会喋喋不休，借此来宣泄内心的情绪。此时，不管是丈夫还是家人，应该理解孕妇，给予精神上的鼓励和安慰。

腹壁紧绷会使孕妇身体感觉不适，丈夫在睡觉前可以轻抚妻子腹部，既可以与宝宝交流，也能够减轻妻子的不适，改善妻子心中的焦虑情绪。

另外，孕妇的母亲或者婆婆，最好可以现身说法，让孕妇对分娩的过程认识更全面些，以做到心中有数。除了家人的关心，孕妇也应该注意自身调节。

生育能力是女性与生俱来的能力，分娩也是一种正常的生理现象，很多人都能顺利自然地完成。随着现代医疗技术的不断进步，即使出现一些胎位不正、骨盆狭窄等问题，也可以通过剖宫产的方式加以解决，以保证母婴的安全。

在怀孕阶段，孕妇应该注意学习相关知识，多增加对孕产的了解，增强健康生育的信心。即使出现一些产前并发症，也应该积极治疗，加强同医生的沟通，及时请教，保证良好的日常情绪。最好可以结识一些怀孕妈妈，相互交流，排解内心的苦闷。

在临产前，可以做一些积极健康的活动，如唱歌、散步、编织、绘画等，加强对未来生活的信心。

 然面对分娩时刻

面临分娩，每个女性都会感到十分骄傲和幸福，同时也会不安。那么，临产前到底有哪些征兆？如何才能顺利地分娩？分娩会十分疼痛吗？

当明白了这些疑虑之后，就能有效缓解分娩带来的紧张情绪，顺利地度过人生中最重要的时刻。

1. 关注子宫收缩

在预产期的 1 个月内，体内的激素水平会出现变化，使子宫肌细胞兴奋

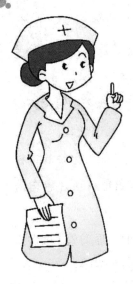

性增高。此时，部分孕妇会出现不规律的子宫收缩，或者几分钟一次，或者半小时以上一次，每次宫缩都在 30 秒以下，不是逐步增强，而是减弱，直至消失，宫颈并未开大，此为"假临产"。

孕妇仅感觉下腹部略微坠胀，常在夜间出现，而白天消失，使孕妇的睡眠欠佳。如果确认是假临产，可以回家注意休息，保存体力。假临产虽不能使宫颈扩张，却能使宫颈软化，为宫颈扩张做铺垫。

规律的子宫收缩是临产的主要标志，即两次子宫收缩的间隔为 5～6 分钟，持续至少 20～30 秒，且有一定的强度。宫缩时，孕妇会有腹痛、肚子发硬的感觉。

随着产程的推进，宫缩时间慢慢延长，而间歇时间逐步缩短。子宫收缩的同时，颈口逐步扩张开，胎儿头部不断下降。正常情况下，初产妇预计在 14～18 小时内宫口开全并进行分娩。

2. 需立即就医的 2 种情况

在预产期前后，不少孕妇会显得紧张不安，担心难以掌握住院分娩的正确时间。其实，正式临产有特定的标志，只要有了足够的了解，不必过于忧虑。当出现以下症状之一时，便可选择去医院待产。

（1）规律的腹痛。出现规律的子宫收缩，即感觉到有规律的腹痛。

（2）胎膜破裂。当宫缩剧烈、胎儿快娩出时，胎膜会出现破裂，羊水会从阴道里流出来。当破膜时间超过 24 小时且仍未分娩时，感染的危险性逐步增大。因此，一旦发现宫膜破裂，立即就医。

 月子方式的选择

随着生活条件的改善，新妈咪选择坐月子的方式有很多种，包括请保姆、月嫂，到坐月子中心等，都极为常见。因此，新妈咪需要综合考虑，作出最适合自己的选择。

表1-3　几种坐月子方式的对比

	保姆	月嫂	坐月子中心
主要服务内容	照顾宝宝、协助新妈咪喂养宝宝、给宝宝洗衣服、为新妈咪做饭等	宝宝基本护理工作（洗澡、按摩）；母乳喂养指导；宝宝护理指导；产后宫缩、恶露观察与指导；做好新妈咪的健康护理及产后常见病的预防；教新妈咪做恢复操，指导新妈咪控制体重，恢复健康匀称的体形；合理调配饭菜花样；注意新妈咪的饮食营养等	专业的新妈咪护理（24小时全程、定期体检、健康教育、母乳喂养指导、形体训练、营养配餐、必要治疗、产后心理辅导等）；专业的宝宝护理（全身及重点部位清洗、按摩、定期体检、托管宝宝、喂奶、更换尿布等）
优点	新妈咪在家中，对于环境十分熟悉，价格相对低廉	经过专业培训，照顾月子经验十分丰富，知识较为全面；新妈咪可以向月嫂学习经验；价格相对实惠	专业人员提供系统服务，环境既温馨又安全；专业的产后调养设备有助于新妈咪的身体恢复；月子餐营养丰富，美味可口；解放家人；新妈咪之间可以交流育儿信息
缺点	保姆的服务重点在于做家务，缺乏相关的育儿及护理知识，不懂营养配餐	月嫂之间的水平差异相对较大，很难作出选择	价格相对昂贵；无法保证个人隐私，新妈咪不适应集体生活；宝宝统一看管，易导致交叉感染

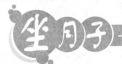

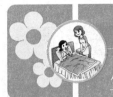

第三节
坐月子的常见注意事项

不要受凉、吹风

如果室内温度偏高，产妇可适当选择使用空调，室温以 25～28℃ 为宜。除了穿长袖衣和长裤，必要的时候穿一双袜子。产妇在坐月子期间尽量不碰冷水，防止受凉产生酸痛感。室内的温度应该随着气候以及居住环境的改变而变化，湿度保持在 50%～60%，温度保持在 25～26℃。

注意休息，适当运动

产妇注意休息，适当地运动，有利于恶露的排出及身体的恢复。产后初期，产妇身体虚弱，常感头晕、乏力，尽量多卧床休息，为体力恢复积蓄能量。运动以 2 小时为限，避免长时间坐着或者站着，以防出现背痛、腰酸、腿酸及膝踝关节的疼痛。一般来说，顺产的产妇第二天即可下床走动，此时应格外注意防风。在医护人员的指导下，产妇每天可以做一些简单的锻炼，有利于恢复身体，保持体形。

注意个人卫生

在室内温度适宜的情况下，产妇可以经常洗淋浴，最好不要盆浴。产妇应每天刷两次牙，选用软毛牙刷。吃完东西后，可用温开水漱口。产妇的身体及头发要经常清洗，保持必要的清洁，避免细菌感染。值得注意的是，产妇的会阴部分泌物较多，每天可用温开水清洗外阴部。产后初期，恶露排出量较多，可选用消毒过的卫生垫，经常更换。大小便后及时用清水清洗外阴，保持伤口的清洁干燥，防止出现感染。

 ## 合理饮食，注重平衡

　　在月子期和哺乳期，新妈咪们饮食以高热量、高营养、易消化为主，可有效促进身体恢复及保证乳量的充足供应。不过，月子期的饮食需要根据新妈咪们的体质差异灵活选择，不可盲目跟风。产后排恶露以及哺乳，使得新妈咪们的身体多变，易感冒、头痛，因此合理调节饮食显得更为重要，注重饮食平衡。

 ## 尽早喂母乳

　　专家建议在分娩后的30分钟内，新妈咪即可与宝宝进行皮肤接触，1小时内让宝宝吸吮乳头，可促进母乳分泌及保证宝宝的吸吮能力。尽早哺乳有利于刺激乳汁的分泌，为母乳喂养奠定良好的基础。初乳中的脂肪含量较低，易被宝宝吸收的蛋白含量很高，且含有大量免疫分子，能有效增强宝宝的免疫力。

 ## 定期检查身体

　　产妇应注意观察子宫的恢复情况，留意恶露颜色由红变白，数量逐步减少，由血腥味到无味，1个月后便可排尽。倘若恶露排不净，或者出现异常情况，注意及时就医。产后 40 天左右，产褥期便可结束，需到医院进行一次产后检查，及时了解身体各方面的状况。一旦出现异常情况，就要根据医生的指导，进行必要的治疗。

科学安排产后性生活

恶露未排净，或者在产后 42 天内，子宫内的创面并未完全恢复，此时绝对禁止性生活。倘若为了一时之欢，非常容易造成产褥期感染，引发慢性盆腔炎等严重后果。即使恶露排出较早，也应该采取必要的避孕措施，避免出现产褥期受孕的情况，不可马虎。

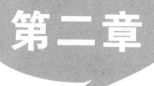

第二章

坐月子的六大原则

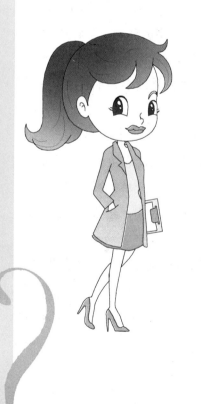

与传统月子观相比，现代人坐月子少了很多禁忌。但是，如果想要好好地照顾宝宝，或者保证自身健康，一些生活细节依然值得注意，不可马虎。

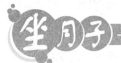

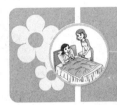

第 一 节
合理起居原则

不要整天卧床休息

民间有一种说法，"坐月子"需整天卧床休息，不要随意走动。产妇在经历分娩之后，体力消耗很大，身体极度疲劳。因此，注意休息是有道理的。

但是，产妇也需要进行适当的活动。对于一个健康的产妇，产后 24 小时即可进行简单的活动，能促进血液循环，有助于伤口的愈合、子宫收缩和恶露的排出，大幅减少感染的概率；运动还能够促进肠胃蠕动，及膀胱排尿功能的恢复，通畅大小便；另外，运动还能有效减少下肢静脉血栓形成的概率，促进盆底肌肉、筋膜紧张度的恢复等。

从健康的角度来说，提倡早期下床活动，是指轻微的床边活动及产后相关保健操。而不是过早进行体力劳动。产后 6 周内，严禁举重物或者长时间地站立、坐着，身体得不到有效的休息，会延长康复时间，甚至有子宫脱垂的可能性。

所以，产褥期既不能长期卧床休息，也不能进行过早、过度的体力劳动。

梳洗的一些讲究

1. 正确的洗浴方式

对于剖宫产的产妇，因其伤口愈合时间较长，满月后再洗头比较好。

洗澡尽量采用淋浴的方式，避免脏水进入阴道，引发感染。如果产妇身体较弱，可选择擦浴，防止站立时发生意外。每次 5～10 分钟的时间，不宜太长。

② 正确的梳头方式

做到早晚梳头，能有效促进血液循环。对于夏天坐月子的产妇，在分娩前剪短头发，是较为明智的选择。发梳不能太尖利，不要生拉硬拽，清洗是解决头发发痒的有效方法。

③ 正确的刷牙方式

坚持早晚刷牙，保持口腔卫生。传统认为，月子里刷牙，会使牙齿松动。然而，1 个月不刷牙，牙齿肯定会得病。如果出现牙齿松动的情况，应咨询医生，可能是缺钙导致的。

正常分娩的产妇，1 周后可以拆线，然后洗澡、洗头。研究发现，产后清洗身体有活血、行气的功效，有助于产妇缓解身体疲劳，保持好心情，利于睡眠和饮食，使气色变好。另外，清洗使得皮肤更加干净，避免出现感染。所以，产妇及时洗澡有利于身体健康。当然，洗浴时选用温水，及时擦干身体，不要急于进入通风的环境。

吹空调、风扇的注意事项

夏季天气炎热，产妇久卧在床，身体处于高温、高湿环境中，极有可能发生中暑。因此，新妈咪们该如何预防产后中暑呢？

利用电风扇、空调降温是大多数人会想到的办法。但是，产妇身体虚弱，抵抗力差，吹风扇、空调时应注意一些事项。

① 吹空调的注意事项

吹空调需要注意定时交换空气，保持室内空气清新。在中午最热的时候，可以开启空调，室温控制在 26～28℃。如果没有睡觉，室温调到 25℃ 也是可以的。洗澡时，把温度升高一些，早晚凉以自然通风为主，不要长时间待在封闭的空调房里。

另外，不能让凉气直接吹到产妇身上，排风口朝上吹。冷气自上而下，能使室内温度下降。实际上，不只是产妇，即使是正常人，也不能对着冷风直吹，对人体健康影响是很大的。

2. 吹风扇的注意事项

吹风扇时，尽量不要让风直接吹到产妇身上，可让风扇朝向墙面，风吹到墙上，再反弹回来，能使室内空气流动，保持适宜的温度；此外，不要将风扇放在热风口的上头，避免带进凉风，反而不利于降低室温，妨碍产妇身体恢复。

3. 其他的降温办法

（1）放一盆清水。在产妇的房间放一盆清水，可以起到降温的作用。实际上，在干燥的房间里放一盆凉水，有保湿、降温的双重效果。

（2）舒适的凉席。一般来说，产妇在分娩后身体较为虚弱，可不用凉席。如果实在感到酷热难耐，出汗较多，可选择麻制、丝制的凉席。与竹凉席相比，麻制、丝制的凉席所带来的凉爽感稍弱一些，但是能起到吸汗、防躁的作用。不过，体质较好的产妇可选择竹凉席。

一般情况下，最好不要选用普通的草席。在草席中，可能会有一些微生物，还有味道，不适合初生宝宝。

（3）合适的衣服。产妇可选择一些纯棉、舒适、宽松的衣服，其吸汗能力强，不会影响到体温调节中枢，避免身体出现异常。

居 住环境的选择

对于产妇来说，清洁、卫生、安静的居住环境是必需的。适宜的居住环境，会使产妇心情愉悦，精神放松，有助于产妇的休养和康复。

1. 清洁、卫生

在坐月子初期，产妇几乎整天都会在卧室中度过，因而干净、整洁的室内环境是很关键的。在产妇出院前，可选用3%的来苏水（200～300毫升/平方米）擦拭或喷洒地板、家具及墙面，注意通风。此外，保持卫生间的卫生，及时清除污垢、排除臭气。在产妇室内，可放置卫生香，调节室内空气，消毒灭菌。

2. 保持空气清新

清新的空气，对人的影响非常大，不但有利于休息，还会使心情愉悦。即使是欢庆祝寿，一定要保证室内空气的清新，不能影响产妇和宝宝的居住环境。

第二节
营养补充原则

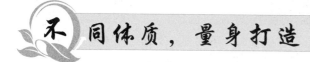

不同体质，量身打造

众所周知，坐月子期间的饮食调养是极其重要的。但是，盲目地大量补养未必就是最好的。产后补养，不只是营养的补充，而是依据产妇体质，合理地选择食材，更加科学地恢复身体。

中医源远流长，讲究"辨证论治"，患者的体质差异较大，相应地，治疗药物便会有所不同。同样的进补药物，对于不同体质的产妇，其作用和效果是完全不一样的。

因此，坐月子时的食材、药膳必须要依据产妇的体质合理选择，避免盲目跟风。必要的时候，可请专科医生进行药膳的调配。对于某些体质特殊者，做好饮食调配是非常关键的。

1. 高血压产妇

口味清淡，不能太重，避免高胆固醇、高盐，控制牛肉、动物内脏、深海鱼类等食物的摄入量。

2. 糖尿病产妇

少食多餐，摄取足够热量，控制糖分和淀粉的摄取，少喝水淀粉勾芡的浓汤或者含酒精的食物。

3. 甲状腺亢进产妇

少吃燥热食物以及各种酒，香油、米酒、深海鱼类少吃些，使用不加碘的盐。

补养不在于量的多少，而是食材的全面与得当。只有找到适合自己的食材，正所谓"对症下药"，才能起到"养身子"的目的。坐月子是女性一生中的大事，是调理身体的好时机，不可麻痹大意。

一般来说，有寒性、中性、热性三种体质。以个人体质为基础的补养，更加科学、合理。

表 2-1　不同体质的补养要领

体质属性	寒性体质	中性体质	热性体质
体质特征	脸色苍白 极易疲倦 四肢易冰冷 头晕无力 易感冒 喜欢喝热饮	不寒凉、不燥热 食欲正常 舌头红润 舌苔淡薄	脸红目赤 身体燥热 容易嘴破 心情易烦躁 易口渴 尿量少，色黄，有臭味
食补要领	温补的食物或药材，能促进血液循环 多吃苹果、草莓、樱桃、释迦等水果 烹饪不要过于油腻，避免造成肠胃不适	饮食搭配要有弹性，食补与药补兼具 出现嘴破、口干、长痘时，建议采取食补	少吃香油、姜、酒 不吃荔枝、龙眼、芒果等水果 可选择葡萄、丝瓜、莲藕、柳橙等

重 质不重量的食补原则

现代人的饮食逐步丰富，营养足够，因而坐月子的食补重点应该有所调整，重质不重量。

在生产过程中，产妇的血液、含氧量、体力都会大量消耗，身体虚弱，气血不足。如果饮食品质上不去，会造成肠胃不适、恶露增加，出现腹泻、便秘等问题。因而，食材挑选应该注重温和、新鲜。

1. 选择当季食材

当季食材，不仅营养丰富，而且新鲜度很高。另外，当季食材多以自然生长为主，化学催熟或者并存的可能性偏低。

2. 避免刺激性食物

产妇应以温和的食材为主，避免过于油腻、寒凉的食材，易于消化吸收。

3. 选择易消化、质地柔软的食材

在生产过程中，产妇的器官、筋骨及五脏六腑都很脆弱，极易受伤。而质地柔软的食物，不仅易消化，而且不会增加肠胃负担，是产后食物的最佳选择。

依 阶段进补，循序渐进

依据不同的阶段，循序渐进地进补，是产妇补养的主要秘诀。

1. 第一阶段：开胃、补血、去恶露

过于油腻的食物，会增加肠胃负担，不利于孕妇，应该以开胃、营养、清淡的食物为主。食补应注重补血、去恶露，可选择清淡且健胃的食物，如一些汤品和粥品；如猪肝等动物性肝脏，具有补血的功效。

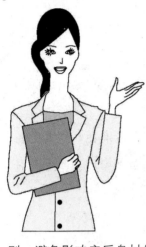

2. 第二阶段：增加乳汁分泌

如猪腰、杜仲、青木瓜等食物，都能够促进乳汁分泌，可滴入些香油。韭菜、人参、麦乳精、麦芽糖等食物，应禁止食用，防止造成乳汁减少或者抑制乳汁分泌。

3. 第三阶段：补元气，抗老化

可选择麻油鸡，增加些蔬菜、水果，也可选用海鲜等养颜食材。注意"低热量、低脂肪"的原则，避免影响产后身材的塑造。

表2-2 产后阶段性食补的重点

阶段别	阶段任务	产后应多吃什么	注意事项
第一周	开胃、补血、去恶露	如鸡汤、瘦猪肉汤、鱼汤、玉米粥等汤品与粥品 猪肝等动物内脏	少吃太过油腻的食物
第二周	增加乳汁分泌	多吃一些香油猪腰、香油川七、香油煎蛋等香油类食物 多吃猪腰、杜仲、猪蹄等食物	尽量不吃韭菜、人参、麦乳精、麦芽糖
第三周	补元气，抗老化	适量进补麻油鸡 多吃雪蛤、莲子等药材 多吃蔬菜、海鲜等食材	注意"低热量、低脂肪"的饮食原则

均衡营养，注重食材多样化

产妇身体处于恢复阶段，补充足够的营养与热量是必需的。当然，营养的均衡进补很重要，五谷根茎类、奶类、蛋豆鱼肉类、蔬菜类、水果类及油脂类，都应有所涉及。

表2-3　产后6大类食物每日摄取量

食物类别	产妇食物分量	哺乳产妇食物分量	注意事项
五谷根茎类	3~6碗	3~6碗	热量的主要来源，紫米、五谷米同样具有补铁功效
奶类	1~2杯	2~3杯	喝温牛奶，忌冰饮，可选择低脂奶
蛋豆鱼肉类	4~5份	5~6份	豆类属于易胀气食物，不可多吃
蔬菜类	3~4份	3~4份	少吃白萝卜、茄子、冬瓜、竹笋等寒凉性蔬菜
水果类	2份	3份	少吃梨、西瓜、番茄、柿子等寒凉、酸性水果
油脂类	2~3汤匙	3汤匙	伤口若出现红肿时，禁食含酒精及香油的食物，可用苦茶油代替香油

除了必要的膳食营养平衡，素食产妇可进行中药调理，能使身体更好、更快地康复。对于素食产妇，应该更加注重营养的均衡，依体质而进补。

表2-4　素食产妇需补充的4大营养素

易缺乏的营养素	补充方式	注意事项
铁	多喝养肝汤或者多吃深色蔬菜、豆类、全谷、全麦食品	植物性铁不易被人体吸收，可选择补充高维生素C的水果，如橙子、草莓、奇异果等，促进铁的吸收
钙	增加蛋、牛奶、黄豆、黑芝麻等食材的摄取量	全素者缺钙的可能性很大，因而需要增加相关营养品
蛋白质	如豆腐、豆干、牛奶、蛋、坚果类食物，都是较好的选择	可将黄豆作为主食，辅以绿叶蔬菜，使营养均衡
维生素B_{12}	多吃蛋、奶制品、海藻类食物	全素者易缺乏维生素B_{12}，导致巨细胞性贫血，因而需要格外注意

坚持少食多餐的饮食习惯

坐月子期间，产妇多以休养为主，活动量较少。因此，单次进食过多会引发腹胀、消化不良。

1 "少食多餐" 有利肠胃

专家建议，在坐月子期间，产妇每餐的摄取量应该有所控制，而"少食多餐"无疑是最为有效的方式。

尤其是患有糖尿病的产妇，过饱会使血糖产生变化，不利于身体健康。所以，糖尿病产妇更应该坚守定时定量的原则，不可马虎大意。

2 每天2、3次点心

除了正常的三餐外，每天可增加2~3次点心，以炖补类汤品为主。炖补汤品能提供身体所需的营养，还可补充水分，为制造母乳提供便利。

表2-5　少食多餐的饮食方法

进餐次数	每天约4~6餐,除了少量的3餐外,增加2~3次的点心
饮食内容	干、稀、荤、素,灵活搭配,使摄取食材多元化,确保营养均衡
饮食分量	正餐可保持6~7分饱,辅以汤品等点心

清淡为主,少油、少酒

1. 少油、少酒、清淡

以现代人的饮食观念来看,少油、少酒、清淡、营养均衡,是坐月子食补的四大原则。不仅能够增加食欲、促进营养吸收,还能帮助乳汁分泌。

一般来说,温性的香油是较好的选择。但对于热性体质的产妇,不易上火的茶油倒是不错。

2. 少油煎、油炸,避免烟熏

坐月子期间,食谱方式应以炖、煮、煲、熬为主,少用油煎、油炸的烹调方式。如鱼类、鸡、鸭肉类,以炖、煮、煲为主,不但富含营养,还富含水分,易被人体吸收。

表2-6　食谱油比较

食谱油	性味	主要营养素	食疗功效	食用建议
香油	性温味甘	铁、钙、磷、脂肪、蛋白质、维生素A、维生素D、维生素E	补血祛寒,养五脏	色深味浓,可与老姜同用
茶油	性凉味甘	山茶苷素、脂肪油、茶皂醇A、茶皂醇B、玉蕊醇A	清热解毒,健胃整肠	适合热性体质的产妇

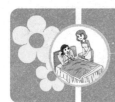

第三节
身体恢复原则

 理周期的恢复

每个月的月经，是令很多女性生活不便的生理现象。很多女性常常感叹道，反正孩子都有了，月经就不要再来了吧。

然而，该来的还是要来。下面，就让我们一起去了解一下产后月经的恢复情况，以便做好充足的心理准备。

1. 哺乳妈咪的月经

母乳喂养的新妈咪，排卵及月经恢复偏迟，有的人甚至1年后才会恢复。一般来说，产后第一次月经量偏大，随后即可恢复正常，不必过虑。

月经来潮时，新妈咪的乳量会有所减少，乳汁中的脂肪及蛋白质质量也会相应地变化。乳汁的变化，有时会引发宝宝消化不良，待经期过后，便会恢复正常。当然，不管是经期中还是经期后，新妈咪都不要停止哺乳。

2. 月经何时才来

女性产后恢复月经是一个自然的生理现象。很多人会发出疑问：产后多久月经才来呢？其实，每个人的情况不一样，有的满月后即来，有的要等到1年之后。

3. 产后排恶露，而不是月经

一般情况下，产妇分娩后产道会排出月经般的血状分泌物。这是胎盘着床位置的出血，混杂着残留在子宫的蜕膜、黏液及组织碎片，即为恶露。

通常情况下，起初的1周，恶露量多，且呈红色；一星期后，恶露量减少，呈褐色；10天之后，颜色变淡，由黄色转为白色，无特殊气味。产后4~6周后，恶露便会消失。

正常情况下，恶露量不会超过月经量。如果出现持续流血2周以上，超过月经量，且有血块，有腐臭味时，应该及时就医。

4. 常见的产后月经异常

一般来说，常见的产后月经异常分为不间断阴道出血和闭经两种情况。

（1）不间断阴道出血。产后的第一次月经常常是无排卵的周期，或因功能不良的黄体诱导而产生的。这个阶段，卵巢对于性激素的刺激仍不敏感，因而产后恶露会不间断地流个不停，或是坐月子期间便会出现类似于月经来潮的出血等异常情况，都是很常见的。

（2）闭经。产后闭经常见于长期哺乳、产后大出血或是感染所致的席汉综合征；此外，体内泌乳激素过高也会抑制排卵，导致无月经。

5. 无月经，也应避孕

很多人不知道，即使新妈咪的月经还没来，但仍有可能怀孕。能否怀孕，取决于女方有无排卵。排卵的恢复，不一定与月经的恢复保持一致。在月经刚恢复的几个周期，大多是无排卵的月经周期，但也有很多人在月经恢复前已经排卵，尤其是不哺乳的女性。所以，产妇在哺乳期性交，随时都有因恢复排卵而受孕的可能性。因此，产后恢复性生活时，需要采取一定的避孕措施。

子宫的恢复

对于母体来说，子宫是怀孕、分娩期间变化最大的器官。子宫可以从最初的50克，增长至妊娠足月时的1000克。一般来说，子宫的恢复需要6~8

周的时间。

子宫的恢复，主要包括以下三个方面。

（1）子宫体的复原。在胎盘娩出之后，子宫会立即收缩，用手在腹部可以摸到一个很硬且呈球形的子宫体，最高处可与肚脐同高。随后，子宫底的高度会每天降低1～2厘米，10～14天后，子宫变小，降入盆腔内。此时，在腹部就不会摸到子宫底了。

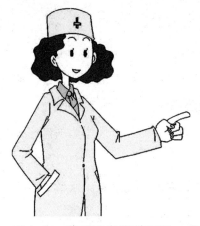

（2）子宫颈的复原。分娩刚结束时，子宫颈充血、水肿，变得十分柔软。子宫颈壁很薄，皱起来如同袖口，1周后便会恢复原来的形状，10天后子宫颈内口会关闭。四周之后，子宫颈会恢复到正常大小。

（3）子宫内膜的复原。胎盘和胎膜与子宫壁分离，由母体排出后，从子宫内膜的基底层，会再生出一层新的子宫内膜。产后10天左右，除了胎盘附着面外，其他部分的子宫腔会全部被新生的内膜所覆盖。分娩后，胎盘附着部分的子宫壁面积有巴掌大，2周后，直径缩小至3～4厘米，6～8后方可完全愈合。

影响子宫复原能力的因素有以下几个方面：

①子宫内膜脱落不全；

②胎盘或胎膜残留于子宫腔内；

③子宫过度后屈，影响恶露排出；

④合并子宫内膜炎或盆腔内炎症；

⑤合并子宫肌壁间肌瘤；

⑥排尿不利，膀胱过度充盈，致使子宫不能下降至盆腔；

⑦产妇年龄偏大、健康状况差、分娩次数多或多胎妊娠也会影响子宫的复原能力。

下面，为产妇推荐4招子宫快速复原的方法。

表2-7　子宫快速复原的方法

方法	内容及作用
产后及时排尿	不要使膀胱过胀，或是经常处于膨胀状态
产褥期避免长期卧位	产后6~8小时，产妇在疲劳感消除后可以坐起来。第二天，产妇可以下床活动，以便于生理功能和体力的恢复，有利于子宫复原和恶露排出。倘若子宫后屈，可采用膝胸卧位来纠正
产后应哺乳	宝宝吸吮产生的刺激，会反射性地引起子宫收缩，促进子宫复原
保持阴部卫生	避免引起生殖道炎症

那么，如何才能判断子宫复原的具体情况呢？

一般来说，恶露被很多大夫认为是观察子宫复原好坏的镜子。产后密切观察恶露的排出量、气味和色泽的变化，能够及时了解子宫的复原情况。下面，有一些具体的指标可供参考。

正常的恶露有血腥味，并无臭味，排出量少于月经量，虽有光泽，但不污浊。若是恶露排出量较多，且持续时间长，就表明子宫恢复不良，需辅助以子宫收缩剂。倘若恶露为鲜红色，需警惕胎盘残留的可能性，及时就诊，进行更为详细的检查、治疗。如果恶露量多，且有腐臭味，色泽污浊，可在医生指导下服用抗生素，及时控制感染。

产后三四天，排出的恶露多为血性的，并伴有少许血液、脱落的内膜组织及宫腔的黏液。随着子宫的不断恢复，四五天之后，会由淡粉色、咖啡色变成淡黄色。每个人子宫的恢复情况不一样，1周之后便会变成淡黄色，无异味。如果出现感染，可能会有腥臭味。所以，完全可以依据恶露的气味来判断新妈咪是否存在感染。

产后可每天用温开水清洗外阴，最好上午、下午各1次，及时清除污垢和外阴部的恶露。勤换卫生垫，保持卫生垫的完好，换垫时手不要接触，防止感染。勤换内裤、内衣，保持外阴的干燥、清洁。产后可适当服用益母草制剂，有利于子宫收缩、减少恶露排出量、促进子宫复原和缩短恶露排出时间。

体形的恢复

1. 产后瘦腹

通常情况下，产后腹部十分臃肿，体态不雅，给生活和工作带来诸多麻烦，让人苦恼。俗话说，胖人先胖肚。人的肥胖，多数从腹部开始，主要是因为腹部肌肉属于支持性肌肉，较少参与运动，而腹腔和腹壁又易于堆积脂肪，因而很多人显得大腹便便。当然，产后想瘦腹，可以采取以下几种方法：

（1）饮食瘦腹。首先，多吃蔬菜和橙色水果。蔬菜和橙色水果中含有大量纤维素，能延长饱腹感，还包括大量的维生素 C 和 β-胡萝卜素，能避免腹部脂肪的大量堆积。樱桃、柑橘、猕猴桃中富含维生素 C，南瓜、胡萝卜、桃子中含有大量的 β-胡萝卜素，十分有利于产后瘦腹。

其次，摄取更多的硒。硒不但能够抗癌，还能有效降低腹部肥胖的发生率。一般来说，推荐量是 55 微克/天。尽管很多食物中含有硒，但对于量的控制十分困难。所以，需要养成服用补充剂或者吃不同食物的习惯。

最后，多吃杏仁。杏仁不但美味，还含有丰富的蛋白质、纤维以及强力的抗氧化剂——维生素 E。杏仁中还含有矿物质——镁，是维持血糖、身体产生能量和塑造肌肉组织的必需品。保持血糖稳定，能够防止饥饿引起的暴饮暴食。当然，杏仁最神奇的作用就是阻止身体对热量的吸收。研究人员发现，杏仁细胞壁中的成分能够降低人体对脂肪的吸收。所以，杏仁是瘦腹的理想食品。

（2）运动瘦腹。生完宝宝 6 周后，即可开始瘦腹锻炼。拥有一个洗衣板式的平腹，是每个新妈咪的梦想。不过，锻炼时摆正姿势是非常关键的。下面，为您推荐一些基本的瘦腹动作：

1）基本运动。①保持仰卧，膝盖弯曲，双脚放平。双手抱着头部，肩膀放松，骨盆保持正中位置，吸气时将腹部放平。

②腹部收紧，抬头、肩，呼气，背部始终紧靠地面。放下时，均匀吸气。

2）转腰运动。帮助恢复腰形，开始时做 10 次，逐步增加至 30 次。如果将姿势保持更长久，能使外侧大腿肌肉更坚固。

①同样的基本运动姿势，保持平躺。吸气时，头部与肩部尽可能抬高；呼气时，转动腰部，左手碰右膝盖。

②恢复至开始位置，左手放回头部。吸气时，收紧腹部。在另一侧重复运动，转动腰部躯干时，伸出右手，后背部始终保持与地面接触。

在运动过程中尽可能保持连续，避免休息。

当掌握基本的运动方法之后，便可以进行一些其他的运动。基本的运动方法，是进入下一个运动阶段的前提。在此过程中，保持腹部收紧是非常关键的，如果做不到，赘肉将会覆盖腹部。

3）日常练习。①以骨盆正中的位置站立——手脚比臀部宽度稍宽，保持膝盖放松，骨盆不要前倾也不要后仰。

②收紧腹部，想象着肚脐贴近脊椎，正常呼吸，保持 5 秒钟。逐步提高耐力，直到整天都能收紧腹部。长时间地训练腹部肌肉，肚子将不会再挺出来。

4）上抬运动。使用肌肉平稳地抬高和放低身体，开始时做 10 次，慢慢增加至 20 次。

①背部朝下平躺，膝盖弯曲至胸前，脚踝交叉，双手平放于身体两侧，手心向下。

②压紧腹部，脊椎向上弯曲，骨盆向肋骨处运动。抬高臀部时，用腹部呼气。放下身体时，吸气。

5）支持运动。这些动作能增加耐力，需坚持 10～60 秒的时间。

①面部朝下，胳膊弯曲，肩部支撑，手掌朝向地面。

②抬起臀部、腹部，坚持一段时间。伸长脖子与脊椎，使肩部至膝盖成

一直线。在运动中，除了呼吸，避免其他多余动作。

做完这些运动后，身体会很疲劳，可做一个全身舒展调整肌肉状态，使身体保持放松。

需要提醒新妈咪的是，经历过分娩，身体出现巨大的变化，想要一夜间发生转变是不可能的。不过，需要时刻注意身体的变化，控制运动时间和强度，避免出现危险。当感觉不舒适或者疼痛时，立即停止运动。通常情况下，在生育 6 周后要进行一次体检，在这之前避免做腹部转腰运动。

2. 产后瘦腿

产后第五天至满月，可以适当运动双腿，锻炼腿部肌肉，改善下肢静脉血液的回流。

①锻炼时坐在地上，下肢伸直并拢，腰部挺直，手臂伸直放于两侧，手指张开支撑地面。吸气时，脚尖尽量上翘，呼气时尽量伸直。

②保持仰卧，下肢伸直，略微分开。手臂放于两侧，吸气时左脚伸直，与上身呈直角，足尖翘起。呼气时脚尖伸直，两脚交替进行。

正常分娩的产妇，身体大多较虚，因而在锻炼的时候要依据自身情况，量力而行，不要操之过急。每次做 2 ~ 3 分钟，早、晚各 1 次，注意呼吸与运动时节奏的把握。满月以后可以着重进行各个肌群的锻炼，逐步恢复大腿肌肉的弹力、强度，如慢跑、游泳等，都是极为合适的选择。

当然，关注运动时的注意事项也是格外重要的。产后新妈咪的体质与正常人差异较大，应当格外引起重视。

（1）穿宽松或者弹性较好的衣物。

（2）运动前及时排空膀胱。

（3）保证周边空气的正常流通。

（4）最好选择在榻榻米、硬板床或者地板上进行运动。

（5）运动后会大量出汗，要及时补充水分。

（6）早晚运动 15 分钟，坚持两个月以上。

（7）运动时注意调整呼吸，可以增加耐力。

（8）饭前或者饭后 1 小时，最好不要做运动。

（9）运动要循序渐进，不要急于求成。倘若出现恶露增多或者疼痛感加强的情形，及时暂停运动，待恢复后再开始。

3. 产后丰胸

对于很多爱美的女性来说，产后是进行胸部保健的绝佳时机。只要护胸、减胸的方法得当，不但能够保持乳房原貌，还会使乳房更加丰满、结实。

（1）疏通：为健康护航。产后妈咪的乳房会出现变形、病变，主要是由于打回奶针、停止哺乳的缘故。在断奶 3 个月后，及时到专业机构进行乳房疏通，可以避免此类情况的出现，并且具有很好的效果。

乳房疏通，被称为"绿色健胸"，通过有氧运动达到深层疏通，不但可以避免乳汁留在腺管内可能造成的堵塞、感染等病变，又能使乳房恢复到孕前的形状，同时对子宫、卵巢的恢复大有裨益。

在怀孕前，女性应该做乳房疏通，可以有效预防生育后因乳腺堵塞而造成对哺乳的影响。

（2）喂奶：促使乳房"再发育"。很多妈咪认为，哺乳是导致乳房松弛、下垂的主要原因。其实，母乳喂养不但不会影响乳房原貌，如果措施得当的话，还能使乳房在哺乳期后变得更为丰满、结实。

①注重产后运动。宝宝吸吮乳头，能够不断刺激妈咪乳房内分泌乳汁的乳腺组织，使乳腺组织在外界刺激下更为发达。所以，坚持母乳喂养的妈咪在哺乳期后，乳房会变得更坚挺、更大，而不是下垂、松弛。即使偶尔出现上述情况，经过短暂的体操健胸等手段后，乳房依旧能完全恢复。

日常生活中，产后妈咪可以在家做一些简单的健胸运动，促进胸部肌肉发展。当然，健胸运动不可能立竿见影，需要长时间的坚持才能使胸部看上去更为丰满、坚挺。

②注意运动强度。做任何运动，都要依据自身体质量力而行，不要急于求成。产后 6 个月内，一定要控制好运动强度，避免过于激烈的运动。锻炼要循序渐进，逐步增加运动量。健胸计划应在哺乳后进行，注意及时补充水

分，避免运动后脱水。

过了哺乳期后，当乳房出现萎缩时，需要注意日常生活的一举一动，通过一些体育锻炼来恢复乳房的弹性。

（3）丰胸按摩术。制订良好的起居计划，坚持早晚按摩乳房10分钟，1个月后可以收到明显的效果。具体的按摩方法为：

仰卧在床，摘除乳罩，由乳房周围向乳头旋转按摩，先顺时针再逆时针，至乳房皮肤微红即可。双手手指包住整个乳房，按压周围组织，每次3秒钟。张开双手，至乳沟处向下按压，直到乳房外围。

（4）饮食：不要节食减肥。胸部保养辅之以均衡的营养配餐，效果会格外明显。很多减肥的人会发现，该减的没减下去，不该减的胸部却变小了，一味地减肥，忽略了营养的补充。

因此，产后妈咪不应当节食减肥。面对发胖的身体，很多妈咪急于求成，使乳房的脂肪组织受影响，乳房随之变小。一般来说，产后1年左右，新妈咪的身体才会逐步恢复，尽量不要采取节食的减肥法。

下面，推荐几种丰胸效果很好的食物。

表 2-8　几种丰胸食物及功能

种类	功能
芹菜、核桃及红腰豆等	含维生素 E 的食物，利于胸部发育
橙、西柚、葡萄及番茄等	含维生素 C 的食物，能预防胸部变形
牛奶、牛肉、猪肝及豆类等	含 B 族维生素的食物，利于激素的合成
蜂王浆	能够刺激激素的分泌
海产食品	所含的锌是制造激素的重要元素，胶质海产有利于乳房第二次发育
圆白菜、椰菜花、猪肝油及葵花籽油等	含维生素 A 的食物，利于激素的分泌

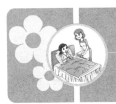

第四节
心理健康原则

重 视产后心理健康

　　产后劳累、对身体的担忧、对养育宝宝的忧虑、对家人的不满等等，都可能成为产妇不健康心理的诱因。首先，产妇应该放下思想上的包袱，不要过于追求完美，不要求全责备。对于丈夫或者周围人无意的言语，不要太在意，心宽一些。其次，避免不必要的担心。比如，宝宝出现生理性的黄疸是一种正常的生理现象，可通过请教家人或者咨询医生来解决，不要因过分忧虑而引发产后抑郁。最后，丈夫及家人要注意产妇的心理变化，给予足够的关心。尤其是在生男生女的问题上，保持平常心，千万不要埋怨产妇。不过，一旦发生了产后抑郁，应及时就医，不要耽误。

树 立正确的月子观

　　心理健康与生理健康之间存在着密切的联系。尤其是产妇，出现一些心理变动也是极为正常的。

　　宝宝刚生下来，初做母亲的会感觉十分兴奋、激动，全身瞬间变得格外放松。不过，在随后的数天里，产妇会逐步感觉心情抑郁。此时，若是别人批评一句，很有可能默默地哭起来。

　　其实，这些都是非常普遍的反应。分娩时的紧张与用力得到解除，在医院里有护士和其他产妇陪伴，回家后，难以找到说话的对象。当然，如果你很清楚地知道这些，心里便会有所准备，降低了患产后抑郁的概率。

其实，也有一些积极应对的方法。

1. 交友

恢复交际圈子，与朋友联络，可以安排一次聚会。再次投入到生活圈子后，可以分享生活中的快乐和痛苦，增加生活乐趣。

2. 爱好

在怀孕期间，一些个人爱好可能会暂时停下来。此时，应该重新拾起平时的爱好，丰富自己的生活。

3. 外出

隔一段时间和丈夫外出看一次电影，或者逛一次街。外出时，放开压抑已久的胸怀，尽情地享受生活的乐趣。

4. 母爱

一般来说，母爱是在照顾宝宝的过程中逐步滋长的。有些时候，缺乏母爱并不代表你不可以做一个好母亲。

新妈咪如何缓解压力

初为人母，那种温馨的感觉终生难忘。实际上，很多人在进入母亲这一角色的过程中，会面临很多压力，变得不知所措。

1. 落差感带来的压力

在成为母亲之前，很多人会有一些理想化的想法，当愿望受挫后，她们会极为失落。于是，她们缺乏信心，难以应付理想中的角色。有些时候，遭受的挫折感、倦怠感增强，会使她们感到难以接受。

2. 成为"好母亲"的压力

随着宝宝的成长，孩子会变得不受控制，于是，妈咪的烦恼、交流便会增多。当孩子出生后，无微不至的照顾会使妈咪们压力倍增。

宝宝出生后，就成为整个家庭的中心。结果，妈咪们成为一个"奴隶"，尽职尽责地做一个"好母亲"。但是，很多人会认为自己离"好母亲"的标准还很远。

其实，只要正常地面对生活，保持和谐的生活节奏，你就是一个好母亲。

3. 伴侣关系带来的压力

从如胶似漆的两个人，突然增加一个孩子，还要面对产后生理的恢复，使得伴侣关系面临着新的调整，因而会增加产妇的压力。

4. 身兼数职的压力

初为人母的女性要扮演很多角色，如保姆、清洁员、厨师、管家等，与此同时，还要兼顾到丈夫。几乎是 24 小时的工作，使得很多女性感受到巨大的压力。

5. 作息时间改变引发的压力

一旦宝宝出生，会对女性的生活造成极大的影响。初为人母的陌生感，同时要在短暂的时间内适应各种改变，让女性的压力倍增。尤其是从朝九晚五的上班族，变为全职的家庭主妇，失去了一定的家庭和社会地位。

平静面对产后抑郁

1. 产后抑郁

产后抑郁，是一种比产后忧郁更为严重的症状，约有 1/10 的产妇深受其害。哭泣、易怒、疲劳、焦虑等，都是极为平常的症状，从轻微至严重，产后几天逐步出现，可长达 1 年。

通过跟踪调查，发现产前抑郁者占 17.4%，产后抑郁者占 14.6%。学历越高，患有产后抑郁的概率越大。

通常来说，产后抑郁的表现与一般的抑郁症有些差异。为此，新妈咪可以进行测试，看看自己是否有如下的表现或者感受：

（1）白天情绪低落，晚上情绪高涨，出现昼夜颠倒的现象；

（2）食欲大增或大减，体重变化较大；

（3）对事物失去兴趣，感到生活无趣，认为活着等于受罪；

（4）精神焦虑不安，时常呆滞，为芝麻小事而恼怒，常不言不语、不吃不喝；

（5）有明显的自卑感，常过度自责，缺乏对事物的信心；

（6）身体十分疲劳或者虚弱；

（7）睡眠不佳，或者严重失眠，白天却昏昏欲睡；

（8）思想不能集中，语言组织混乱，对事物缺乏判断力；

（9）有自杀的想法和企图。

第一种情况：如果这 9 道题的答案，有 5 道以上答"是"的话，且已经持续 2 周以上，那么你患产后抑郁的可能性很大。

第二种情况：如果这 9 道题的答案只有 4 道以下答"是"，且每天都会出现，你应该警惕自己会患有产后抑郁。

当然，如果出现情绪低落的话，也可能是产后忧郁。

② 产后抑郁产生的原因

（1）内分泌变化的影响。妊娠后期，孕妇体内的雌激素黄体酮、甲状腺素、皮质激素会增高，使孕妇产生愉悦的感觉。在宝宝出生后，激素会迅速下降，造成体内内分泌的变化，从而导致抑郁症状。

（2）睡眠差。很多新妈咪都是自己带孩子，从白天到深夜，睡眠质量难以保证，因而会产生委屈、烦躁和易怒的情绪。有些时候，新妈咪会产生对宝宝和丈夫的怨恨。

（3）经济因素。部分家庭会在怀孕期间在经济上出现困难，因而新妈咪时常担心产后的生活压力，从而导致出现抑郁症状。

（4）家庭的压力。丈夫或者家庭其他成员对宝宝的性别不是很满意，以及表现出来的各种脸色，会给产妇带来无形的压力和委屈。

（5）新妈咪或者宝宝生病。调查表明，疾病导致的精神紧张成为诱发抑郁症的重要因素。尤其是早产、产褥期疾病或者并发症，给新妈咪们带来很大的压力，极易引诱抑郁症。一方面，新妈咪们担心宝宝今后的健康问题，另一方面自身还没有完全做好当妈妈的准备。

（6）问题在产前就已出现。部分新妈咪产前就曾患抑郁症，这些新妈咪极易在产后复发抑郁症。有些家庭，关于是否要孩子的问题已经十分矛盾，如果迫于家庭和社会压力，这样的新妈咪产后心理失衡的可能性更高。

3. 应对产后抑郁的妙招

（1）完全可以自愈。如果仅仅是产后抑郁，只要让自己心情放松，就能够很好地应对生理和心理上出现的各种变化。

（2）适度运动。适度的家务劳动和体育锻炼，能够转移注意力，使身体产生快乐元素，让新妈咪的心情阳光起来。

（3）寻求帮助。很多时候，家人只顾沉浸在增添新成员的快乐中，而忽略了新妈咪的心理变化。家庭成员应该多陪新妈咪说说话，传授一些育儿经验，而新妈咪要学会寻求家庭成员的帮助。

（4）自我心理调适。有了宝宝后，新妈咪的价值观会有所改变，对宝宝、对丈夫及对自己的期望都会有所调整，更加切合实际。坦然接受生活的一切，有利于帮助新妈咪们摆脱消极情绪。经常做一些自己喜欢的事情，如听音乐、看报纸等，能够在爱好中逐步忘记烦恼。

（5）营造健康的产后恢复环境。回家休养后，尽量避免过多地会客，为自己创造一个安静、舒适的环境，让心真正地静下来。

（6）学会换位思考。尤其是夫妻之间，要学会换位思考，相互理解。有了宝宝后，新爸爸的家庭压力会明显增大，工作变得更为勤奋。而新妈咪要充分理解丈夫的辛苦，不要认为只有自己"劳苦功高"。丈夫要考虑到妻子产后的生理和心理变化，主动分担一些家务，双方共同维护好和谐的家庭关系。

（7）积极应对，科学治疗。一旦出现明显的产后抑郁症状，需在医生的指导下积极服用相关药物，不要忽视抑郁症带来的危害。

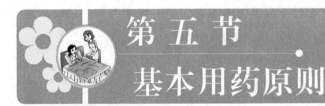

第五节
基本用药原则

产后切勿擅自用药

孕前和怀孕期间谨慎用药，早已成为产妇的共识。然而，很多人以为生完宝宝后"完事大吉"了，对药物的使用不会太过注意。其实，处于哺乳期的新妈咪同样需要谨慎用药，避免药物通过乳汁进入宝宝体内，影响其身体健康。

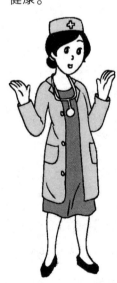

很多初为人母的女性在产后会感觉身体不适，如产后出血、产褥感染、产后疼痛、乳腺脓肿、急性乳腺炎等，会服用止血药或抗炎药，或是促进乳汁分泌的药物。值得提醒的是，哺乳期间用药要十分谨慎。药物通过血液循环进入乳汁中，然后进入宝宝身体里，对他们的身体健康构成极大的隐患。因此，哺乳期用药应该谨记以下一些原则：

必须要用的药，严格按照医嘱的规定剂量及服用疗程服用；可用可不用的药，不要用；同类药物，选择对母婴危害较小的；最大可能的减少联合用药和辅助用药；

在必须要服用禁服药物时，暂时停止哺乳。即使遇到发热、感冒，也万万不可按照平时的习惯用药。

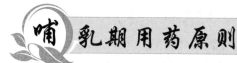

哺乳期用药原则

正在哺乳期的新妈咪，如果必须要用药，一定要按照医嘱服用，还有严格遵守以下几个方面的原则：

（1）尽可能避免服用禁用药物，实在不行的话，应该暂停哺乳。

（2）谨慎用药，需在临床医生的指导下服用，并留意观察宝宝的反应。

（3）确定哺乳母亲的用药指征，尽可能选择疗效好、半衰期短的药物。使用剂量大、疗程长的药物时，应注意检测宝宝的血药浓度。

（4）以局部或口服用药等方式最好，尽可能选择最小有效剂量，不要擅自加大剂量。

哺乳期用药治病应该坚持以下原则：

（1）能用物理疗法的，不用化学疗法；

（2）能用食物疗法的，不用药物疗法。

总之，哺乳期的新妈咪一定要谨慎用药，不能随便用药，坚持按医嘱用药。

下面是产妇常用药及禁用药的表格，供新妈妈参考，以便合理用药。

表2-9　常见病的用药

疾病	用药
感冒	板蓝根
腹泻	因季节转换引起的暂时性生理腹泻不必停止哺乳，不要随便吃药
扭伤	内服活血药物，外用红花油

表2-10　哺乳期女性禁服药物指导表

药物	副作用
青霉素族抗生药	虽进入乳汁，但偶尔会引起宝宝反应，应予以注意
缓泻药	迄今为止，还没有发现一种既不能被吸收又能改变大便性状的理想药物，一般的缓泻药都能进入乳汁使宝宝腹泻
含氨基比林的药物	会很快进入乳汁，忌用
甲硝唑	此为广谱抗菌药，危害性尚未可知，应慎用
水杨酸类药物	产前服用的话，会使产妇的产程延长，出血增多。如在哺乳期服用，会使宝宝出现不良症状
镇静药	停药后会出现不安定、睡眠有惊扰及抖动等。安定会通过乳汁使宝宝嗜睡、吸吮力下降，应忌用
口服避孕药	药物通过直接作用于母体，使乳汁分泌减少，继而影响母乳成分，导致脂肪、钙质、蛋白质的减少

第六节
性生活原则

性生活的恢复

　　分娩后，女性心理和生理都会发生一些变化。这个阶段，要依据女方生理特点及恢复情况，合理安排性生活。

　　产后调理不当，且过早进行性生活，会使产妇身体恢复较慢，甚至留下

"月子病"，为以后的生活埋下隐患。通常，至少在产后3个月才可以恢复正常的性生活。过早进行性生活，会增加患上盆腔炎等妇科疾病的概率，对女性健康极为不利，尤其是伤口愈合较慢时，可推迟至半年左右。产后第一次性生活，动作尽量柔和，采用合适的体位和姿势，不要过于频繁。

那么，为何会需要这么长的时间才可恢复性生活呢？原因主要包括以下几个方面：

（1）分娩后，产妇子宫的变化较大，产褥期内子宫的创面愈合较慢，子宫颈尚未关闭。此时进行性生活，会将细菌带入子宫创面，引发产后感染。

（2）分娩后，产妇消耗了大量的体力，体质虚弱，产褥期内的身体抵抗力降低。过早进行性生活，细菌易侵入，引发子宫感染，甚至导致产褥热等严重疾病。

（3）分娩后，卵巢激素的作用尚不够充分，阴道的润滑并未完全恢复。产后性生活节奏不要太快，动作不要太猛，否则会引起器官损伤及出血。

（4）分娩后，产妇不仅需要调理自己的身体，还要喂养宝宝，过于疲劳。另外，随着产后女性性器官的失调，性欲通常低下，要求没有孕前那么强烈。因此，丈夫需要理解和体贴妻子，注意节制性生活。

一般来说，在恶露完全排干净6~8周后，产妇经检查身体恢复正常才可恢复性生活。

产后性生活的注意事项

1. 产后首次性生活

很多产妇在一段时间的调养后，会阴伤口基本愈合，但在首次性生活时，依旧会出现伤口裂开、出血。究其原因，主要有以下几个方面：

（1）与恢复夫妻生活的时间有关。会阴切口一般需7天才能愈合，并拆除缝线。此时，会阴表面组织虽已愈合，但深部肌层、筋膜需要6~8周才可完全修复。因此，过早恢复性生活会导致伤口裂开、出血。

（2）与产妇全身情况有关。部分产妇有贫血、营养不良或阴道会阴部发生炎症，会延迟会阴伤口的愈合。

（3）与伤口愈合情况有关。除了会阴表皮层用丝线缝合外，内层肌肉及皮下脂肪层均用羊脂线缝合。

（4）与动作幅度有关。在经历了产褥期长时间的禁欲后，一旦恢复性生活，男方动作往往过于猛烈，很容易引起伤口损伤、出血和裂开。

2. 产褥期性生活

分娩后6周内，普遍被称为产褥期。分娩时，阴道黏膜被撑大，变得非常薄，易受伤，需要一段时间的恢复。过早进行性生活，细菌易侵入，增加患有疾病的可能性，甚至出血。另外，在产褥期间，产妇身体的各个器官会逐步恢复至孕前状态，尤其是生殖器官。随着子宫的复原、内膜的修复及血窦的关闭，产后会有血液、坏死脱膜流出，称为恶露。经过1~2周，才可排干净。因此，产后1个月内绝对禁忌性生活。总的来说，产后恢复性生活的时间需要依据产妇身体恢复状况而定，以保证女性健康作为基本原则。

3. 哺乳期性生活

宝宝的降临，会给整个家庭带来无限的乐趣，同时也会使夫妻间的生活琐事增多。初为人母，女性常常将精力放到孩子身上，缺乏对丈夫的关注，同时，由于哺乳、换尿布等琐事，搞得疲惫不堪，继而出现性欲的淡漠。作为丈夫，应该理解妻子的变化，给予更多的关怀和照顾，主动分担一些家务劳动。而作为妻子，应该理解丈夫，注重维护家庭关系的和谐，正确处理好哺乳期的性生活，共同维护双方的正常生活。

4. 爸爸禁止吸吮妈妈的乳头

乳头和乳房是人类性偏爱所在，在性生活中占据着不可替代的作用。但在哺乳期间，妈妈的乳房担负着哺育宝宝的重任，如何对待乳房很关键。在性生活中，爸爸爱抚妈妈的乳房，会增加双方之间的生活情趣。但是，宝宝对乳房的味道很敏感，可能会为此拒绝吃奶。此时，可暂时用吸奶器吸出奶汁，放在奶瓶中喂宝宝。这个时候，应该建议爸爸不要接触妈妈的乳房，同时也避免细菌感染。

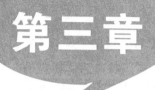

第三章

新妈咪产后必需的营养素

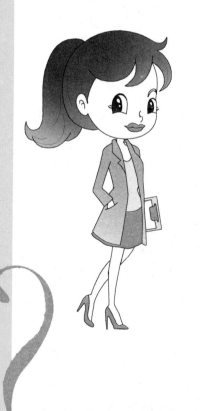

坐月子期间，新妈咪要注重补充各种营养素，不但能够加速自身身体恢复，而且也能为宝宝提供充足的营养，保证其健康成长。

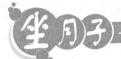

 白质——促进伤口愈合，提高乳汁质量

1. 营养功效

蛋白质能够促进伤口愈合，帮助恢复体力，还能修补和建造体内组织，提供热量以及增强免疫力。新妈咪产后体质虚弱，生殖器官以及脏腑功能面临恢复，需要大量的蛋白质。当然，补充蛋白质不仅能够加速新妈咪身体恢复，还能增加乳汁的分泌。

2. 每日补给量

除了满足自身营养需求外，还要兼顾到宝宝的成长，因而新妈咪每日需要摄入大概 90～100 克的蛋白质。在最初的 6 个月中，婴儿消耗大量的 8 种必需氨基酸，所以新妈咪每日饮食中必须要有足够的蛋白质。通常情况下，每日膳食中需要搭配 2 种以上富含蛋白质的食物。

3. 食物推荐

首先，尽量选择优质蛋白质，鱼虾类蛋白质要比肉类好。另外，尽可能不要吃含有激素或者人工喂养动物的肉类，天然食品是最佳选择。

（1）牛奶和鸡蛋。牛奶、鸡蛋富含蛋白质，其中的蛋白质、氨基酸比例最适合人体，含有的脂肪也易被新妈咪吸收。

（2）大豆。大豆中富含植物性蛋白质、钙和维生素 A、B 族维生素，多吃豆浆、豆腐等含有大豆的食品，有益于新妈咪的乳房健康。

（3）坚果类。如花生、核桃、杏仁、芝麻等坚果类食物，不仅能为新妈咪提供蛋白质，还富含维生素 E，有利于新妈咪伤口愈合，加速体力恢复。

下面，推荐一种营养食谱：

鸡蛋大枣汤

原料：大枣 10 枚，鸡蛋 2 个，醋、酒各 30 克。

做法：❶将大枣洗净，去核；鸡蛋打入碗中，放入醋和酒，加入清水搅匀。

❷将大枣放入碗中，炖 20 分钟即可

食用。

功效：补气养血。这道汤也能帮助

新妈咪防治产后气虚及恶露不尽。

糖类——为人体提供能量

1. 营养功效

糖类是自然界中广泛分布的一类重要的有机化合物，是人体能量的主要来源，也是大脑和内脏器官的首要能量来源。通过人体消化和吸收，糖类会进入血液，继而被各个器官所利用，剩下的部分会转化为脂肪，贮存在肝脏和肌肉中。

糖类，又称为碳水化合物，对产后新妈咪的身体健康十分重要。一旦膳食中缺乏碳水化合物，会导致人全身无力、疲乏，血糖含量降低，产生头晕、心悸以及脑功能障碍等。因此，新妈咪在产后要适当补充碳水化合物，以加快身体恢复。

2. 每日补给量

新妈咪在产后应该每天摄入 50～100 克的糖类。当然，补充糖类一定要适量，过多的话也会影响新妈咪产后身体的恢复。

3. 食物推荐

除了纯糖外，糖类的主要食物来源以植物性食品为最多，如豆类、谷类、薯类和根茎类等是淀粉的主要来源。饮用果汁和牛奶，或者吃适量的水果，对新妈咪的身体恢复十分有利。动物性食品中乳类是乳糖的主要来源。

另外，还要多吃富含纤维的碳水化合物，而粗粮、水果、蔬菜等是碳水化合物的主要来源。

下面，推荐一种营养食谱：

❤香椿蛋炒饭

原料： 米饭 250 克，嫩香椿芽 125 克，瘦猪肉丝 75 克，花生油 50 克，鸡蛋 2 枚，盐 3 克，水淀粉适量。

做法： ❶将肉丝放入碗中，加入盐、水淀粉和半个鸡蛋的蛋清，拌匀；再将另一个鸡蛋打散，加入剩余的蛋液，拌匀。

❷将香椿芽择洗干净，切成丁；将油烧热后，爆炒肉丝，再捞出；将肉丝、蛋液和香椿一起倒入锅中，炒熟后倒入米饭，拌匀后即可食用。

功效： 富含多种营养素，十分适合产妇食用。

脂肪——促进乳汁分泌

❶ 营养功效

新妈咪在产后要注意补充脂肪，既能促进乳汁的分泌，也能增加乳汁中的脂肪含量。倘若脂肪摄入不足，会消耗新妈咪体内储备的脂肪，不仅会造成新妈咪脂肪摄入不足，也会影响到宝宝对脂肪的吸收。

新妈咪体内的脂肪酸能增加乳汁分泌，而宝宝的发育以及对维生素的吸收，也需要足够的脂肪。所以，在新妈咪的膳食中要有足够的脂肪，以保证自身和宝宝的需求。

❷ 每日补给量

脂肪在人的生理过程中承担着不可替代的作用，新妈咪每天应摄入 50 ~ 100 克的脂肪。

❸ 食物推荐

动物性食物和坚果类等食品富含脂肪。在动物性食物中，畜肉类含有的脂肪最为丰富，多为饱和脂肪酸；禽肉类含脂肪较低，多在 10% 以下。鱼类脂肪含量在 10% 以下，基本维持在 5% 左右，多为不饱和脂肪酸。在蛋类中，蛋黄含脂肪最高，在 30% 左右。

高脂肪含量的食物：如芝麻、花生、核桃、开心果等坚果类；鱼子、动物脑、肥猪肉、动物油脂等动物类食品。芝麻中含有大量的必需脂肪酸，十分适合产后新妈咪食用。

低脂肪含量的食物：如柠檬、苹果等水果类；黄瓜、冬瓜、苦瓜、丝瓜、白萝卜、绿豆芽等蔬菜类。

下面，推荐一种营养食谱：

 鸡仁冬瓜汤

原料：党参 10 克，冬瓜 500 克，鸡肉 300 克，薏苡仁 20 克，姜片 6 克，味精 2 克，精盐 4 克，葱 10 克。

做法：❶将党参洗净后去灰渣，烘干研制成末；将薏苡仁去壳，洗净。

❷将鸡肉宰成条块，冬瓜刮去粗皮，切成粗块，姜、葱洗干净。

❸将其他原料一同放入锅中，加入适量的水，用小火炖煮。

功效：补中益气。

维生素 A——保障睡眠，美颜美肤

1. 营养功效

维生素 A 具有多种生理功能，有利于宝宝视力、上皮组织以及骨骼的发育，还能为宝宝补充必要的营养。除此之外，维生素 A 还能保证新妈咪的睡眠。较之于孕前，新妈咪对维生素 A 的需求量会增加近 25%。

维生素 A 能够防止皮肤干燥和老化，使毛发、皮肤更具光泽，具有养颜美肤的效果。

2. 每日补给量

一般来说，建议新妈咪每天摄入约 1200 微克的维生素 A。处于哺乳期的新妈咪，在前 6 个月可以额外增加 2500 微克，后 6 个月额外增加 2000 微克。

3. 食物推荐

植物性食物：绿色蔬菜、黄色菜系以及水果类，如菠菜、苜蓿、青椒、南瓜、红心甜薯、豌豆苗等，维生素 A 含量都十分丰富。

动物性食物：动物的肝脏、鱼类、海产品、鸡蛋和奶油等，都是富含维生素 A 的食物。另外，如鲫鱼、白鲢、鱿鱼、咸带鱼、蛤蜊、牛奶中也含有 140～846 毫克的维生素 A。

下面，推荐一种营养食谱：

青辣椒炒玉米

原料：玉米 300 克，胡萝卜 50 克，色拉油 30 克，青辣椒 20 克，黄酒 10 克，盐 2 克，味精、胡椒粉各 1 克。

做法：① 将嫩玉米粒放入开水中，煮熟后捞起，沥干；辣椒和胡萝卜洗净，切成丁，用沸水汆烫，沥干；淀粉中加适量的水，调匀成湿淀粉，备用。

② 将油烧热，加入少量的水，放入胡萝卜丁、辣椒丁、玉米粒和黄酒，烧开后放入胡椒粉、精盐、味精，再用湿淀粉勾芡即可食用。

功效：玉米富含纤维素，能促进肠胃蠕动，具有防治便秘的功效；青辣椒富含维生素 C，胡萝卜提供丰富的维生素 A，十分适合新妈咪食用。

B 族维生素——缓解产后抑郁

1. 营养功效

B 族维生素包括维生素 B_1、维生素 B_2、维生素 B_6、叶酸、维生素 B_{12} 等物质，对人体作用广泛，能够帮助蛋白质的代谢，从而促进脑活动。B 族维生素承担着辅助脑力活动的作用，不可或缺。尤其对于产后体质虚弱的新妈咪，补充 B 族维生素显得十分重要。部分新妈咪会因产后压力过大，发展为产后抑郁症，除了必要的休息和精神治疗外，补充适量的 B 族维生素同样十分有效。

② 每日补给量

新妈咪每天所需维生素 B_1 为 1.5 毫克。在生物氧化过程中，维生素 B_2 具有递氢的作用，每日所需补给量为 1.7 毫克。在哺乳期，维生素 B_3 每日需摄入 20 毫克，维生素 B_6 为 2.1 微克。

③ 食物推荐

富含维生素 B_1 的食物：豆类、谷物皮、坚果类、芹菜、小米、瘦肉、胚芽、米糠、动物内脏、麸皮和发酵食品等。

富含维生素 B_2 的食物：肝、肾、心等动物肝脏、大米、猪肉、牛奶、鳝鱼、小麦粉、鸡蛋、豆类以及油菜、青蒜、菠菜等绿叶蔬菜等。

富含维生素 B_6 的食物：鱼肉、鸡肉、牛肉和动物肝脏等肉类食物，麦芽、燕麦、小麦麸等全谷物食物，大豆、豌豆等豆类，核桃、花生等坚果类食物。其实，如鱼肉、鸡肉等白色肉类是维生素 B_6 含量最高的食物。

下面，推荐一种营养食谱：

♥ 豆腐鱼片汤

原料：净鱼肉 100 克，豆腐 50 克，熟猪肉 30 克，火腿 15 克，盐、料酒 3 克，味精 2 克，姜、葱适量。

做法：❶ 将净鱼肉切成薄片，加入盐和料酒，腌 30 分钟；豆腐切成块，用沸水氽烫一下；火腿切成末，葱洗干净，切成段，姜洗净后切成片。

❷ 将熟猪油烧热，爆香葱段、姜片，放入鱼片略煎，加入适量的水，煮沸后用小火焖 20 分钟，再加入豆腐块、火腿末、味精调味，盛入碗中即可食用。

功效：这道汤中含有磷、铁、钙、脂肪、蛋白质、维生素 B_1、维生素 B_2 以及维生素 E 等多种营养素，具有通乳、增乳的功效。

维生素C——加速伤口愈合

1. 营养功效

维生素C是一种可溶性维生素，产后适当补充能促进新妈咪的乳汁分泌。维生素C能帮助新妈咪改善心肺功能，降低毛细血管脆性，增强免疫力，还能加速伤口愈合。维生素C还能抗癌、防老化，减少黑斑，具有养颜美容的功效。维生素C能增强新妈咪的抵抗力，促进对铁质的吸收。

2. 每日补给量

哺乳期间，新妈咪每天维生素C的摄入量应为130毫克，不少于60毫克，100毫升的新鲜橙汁约为最低量。

3. 食物推荐

如青菜、韭菜、柿子椒、花菜、菠菜、卷心菜、龙须菜、芹菜、萝卜叶、马铃薯、葡萄、草莓、柿子、金橘、红果、柚子、酸枣、野生的苋菜、刺梨、苜蓿等，维生素C的含量都很高。值得注意的是，黄瓜中含有一种维生素C分解酶，会破坏人体对维生素C的吸收。

下面，推荐一种营养食谱：

♥鸡汤小白菜

原料：鸡肉100克，小白菜、豆腐各50克，清汤100毫升，盐、姜各适量。

做法：❶将豆腐洗净，用沸水氽烫一下，切成方块备用；小白菜洗净，切成段；鸡肉用沸水氽烫，切成块。

❷鸡肉和鸡汤同入锅中，再加入适量清水同煮。煮熟后加入豆腐和小白菜，等沸腾后加入盐、姜丝调味，盛碗即可食用。

功效：每100克小白菜中，含有叶酸115.7毫克，其维生素C和胡萝卜素的含量也比大白菜高。

生素D——促进宝宝骨骼生长

1. 营养功效

经过日光照射，人的皮肤也能合成维生素D，新妈咪晒太阳的机会少些，加上宝宝对维生素D的需求，因而新妈咪需要适当补充维生素D。维生素D是人体制造瘦素必不可少的元素。瘦素能控制人的食欲，使人进餐后产生吃饱的感觉，从而停止进食。

新妈咪补充适量的维生素D，能保证健康的饮食习惯。另外，补充维生素D还能促进新妈咪乳汁的分泌，继而保证宝宝骨骼的正常发育。

2. 每日补给量

通常来说，新妈咪的产后膳食中必须要增加各种维生素，以满足自身健康需求，以及宝宝营养的正常供应。哺乳的新妈咪在每天膳食中应保证10微克维生素D的摄入量。

3. 食物推荐

在自然界中，含有维生素D的食物很少。动物性食品是非强化食品中天然维生素D的来源，如脂肪含量高的海鱼、鱼卵、蛋黄、动物肝脏和奶酪中相对较多，而奶、瘦肉、坚果中只有微量维生素D。然而，通过日光浴可以促进维生素D在体内合成。因此，新妈咪要坚持补充鱼肝油滴剂。

下面，推荐一种营养食谱：

胡萝卜苹果奶

原料：苹果、胡萝卜各1个，熟蛋黄1/2个，牛奶80毫升，蜂蜜10毫升。

做法：❶将苹果洗净，去皮、去核；胡萝卜洗净。

❷所有原料一起放入食物粉碎机中，搅打均匀后即可食用。

功效：蛋黄和胡萝卜富含维生素A、维生素D，以及磷、钙等矿物质，都能促进肌肉和骨骼的正常发育。

矿物质——防治产后脱发

1. 营养功效

矿物质是维持人体生命和机体正常生理活动所必需的物质。钾能够帮助维持肌肉和神经的正常功能。钠能够调节新妈咪体内水分，增强神经肌肉兴奋性，维持酸碱度平衡以及血压正常。钙、铁、锌、镁、钾、钠等元素都具有改善头发组织、增强头发弹性和光泽的作用，能防治产后脱发、掉发。

2. 每日补给量

钾、钙、钠、磷、镁可统称为常量元素，人体日常需求量很大，为300～3000毫克。而其他元素的需求量很小，仅为30微克～30毫克，称为微量元素，如锌、铁、铜、锰等。

3. 食物推荐

钾含量较高的食物：牛奶、肉类、乳酪、新鲜蔬菜等，而香蕉中含钾最多。但是，钾在人体内储存的时间很短，剧烈运动后，人体内的钾含量会降低。

镁的优质食物来源：杏仁、麦芽、花生、葡萄干、青豆、螃蟹、腰果、山核桃、大蒜等。

钠的优质食物来源：橄榄、泡菜、火腿、小虾、芹菜、螃蟹、卷心菜、红芸豆等。

铁的优质食物来源：杏仁、猪肉、腰果、芝麻、山核桃、葡萄干、南瓜子等。

锌的优质食物来源：牡蛎、青豆、豌豆、蛋黄、小虾、山核桃、燕麦、羔羊肉等。

富含钙的食物：杏仁、玉米油、卷心菜、南瓜子、晾干的豆类等。

下面，推荐一种营养食谱：

💙酸辣**莴笋**

原料：莴笋 350 克，橄榄油、醋各 10 克，香油 5 克，味精 3 克，盐 2 克。

做法：❶莴笋洗净，去皮，切成方丝，用盐拌和入味，滗去盐水。

❷将麻油、辣椒油、味精、醋调匀，与莴笋丝一起拌匀后即可食用。

功效：莴笋含钾量很高，具有镇静和促进排尿的作用，经常食用能消除紧张，帮助睡眠。

钙——促进宝宝骨骼发育

1. 营养功效

哺乳期间，新妈咪在月经未复潮前，骨更新钙的能力较差，乳汁中也会消耗更多的体钙。因此，钙的补充不及时的话，会引起新妈咪腰酸背痛、牙齿松动、腿脚抽筋、骨质疏松等"月子病"，还会导致宝宝发生佝偻病，影响牙齿萌出、体格生长和神经系统的发育。

2. 每日补给量

在月子期间，新妈咪钙的摄入量要达到 800 毫克以上。随着乳汁分泌的增多，钙的需求量也会增加。

3. 食物推荐

（1）牛奶。250 毫升的牛奶中含钙 300 毫克，还含有多种氨基酸、乳酸、维生素和矿物质，能促进钙的消化和吸收。更重要的是，牛奶中的钙质易被人体吸收，是日常补钙的理想食品。

（2）豆制品。大豆是高蛋白食物，钙的含量也很高。500 克豆浆中含钙

120 毫克，150 克豆腐中钙的含量高达 500 毫克，其他豆制品也是理想的补钙食品。

（3）动物骨头。动物骨头中 80% 以上都是钙，鱼骨也能补钙。但是，注意选择合适的做法，干炸鱼、焖酥鱼能使鱼骨酥软，易于人体吸收，能直接食用。

（4）海带和虾皮。虾皮和海带都是高钙海产品，吃 25 克就能补钙 300 毫克，同时还能降低血脂，预防动脉硬化。日常生活中，虾皮做汤或者做馅是不错的选择。

下面，推荐一种营养食谱：

❤华彩**鱼肉**

原料：鱼肉 250 克，水发冬菇 30 克，青椒、红椒、黄椒、葱丝各 20 克，姜丝 10 克，盐、绍酒、淀粉、鸡蛋清、胡椒粉各适量。

做法：❶将鱼肉切成丝，沥干后加入盐、鸡蛋清、淀粉上好浆。剩下的盐、绍酒、味精、淀粉、胡椒粉放入碗中，加少许水，兑成汁。

❷将青椒、红椒、黄椒分别洗净，切成丝，水发冬菇切成丝，再用水汆烫。

❸将油烧热，放入鱼丝，再加入椒丝，倒入漏勺中。

❹爆香葱丝、姜丝、冬菇丝，倒入兑好的汁，放入鱼丝，拌匀后即可食用。

功效：鱼丝富含钙质，炒后还含有适量的脂肪，能增加新妈咪的活力，促进乳汁分泌。

铁——有利于防治产后贫血

❶ 营养功效

铁是构成血液中血红蛋白的主要成分，产后补铁尤为重要。当新妈咪缺铁时，会出现倦怠和疲乏，运动时心悸，并有舌溃疡、咽下困难、凹甲等。由于扩充血容量以及胎儿的需要，半数左右的新妈咪会患有缺铁性贫血。加上分娩时失血造成的铁的丢失，以及哺乳中的丢失，使得产后补铁变得更为重要。当新妈咪缺铁严重时，血液中血红蛋白减少，引起缺铁性贫血，称为"营养性贫血"。

2. 每日补给量

在新妈咪的产后膳食中，每天铁的摄入量应为25毫克左右，不要超过50毫克。

3. 食物推荐

铁含量高的食物：动物的心、肝、肾、瘦肉、蛋黄、虾、海带、猪血、南瓜子、黑木耳、芝麻、黑鲤鱼、绿叶蔬菜等。

值得注意的是，单吃植物性食品，其中的植酸会阻碍铁的吸收，单吃动物性食品铁的吸收会多一些。如果将动、植物食品混合着吃，铁的吸收率能增加一倍。富含维生素C的食品能促进铁的吸收。

下面，推荐一种营养食谱：

♥猪肉芹菜包子

原料：芹菜400克，猪肉250克，粉丝200克，姜、葱适量。

做法：❶将芹菜择洗干净，切碎，粉丝泡软，切碎，猪肉汆烫后切成小丁，姜、葱切成碎末。

❷将油烧热，爆香姜、葱，倒入芹菜末、肉丁、粉丝，拌匀后调味。

❸面粉加酵母和成面团，待发酵至蓬松时就可以包了。包好后，再进行第二次发酵。

❹发好后就可以蒸了，用大火蒸15分钟即可食用。

功效：猪肉能提供血红素和促进铁吸收的半胱氨酸，可改善缺铁性贫血。

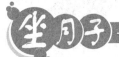

坐月子——调养体质的健康秘笈

——促进宝宝的生长发育

1. 营养功效

在人体生长发育、物质代谢、生殖功能、免疫功能等方面，锌发挥了一定的作用，尤其能够促进宝宝的生长发育。但是，人体内没有一套完整的锌储存机制，不能像能量一样储存在脂肪细胞中。如果新妈咪体内缺锌，将会导致宝宝出现一系列的问题，补锌成为新妈咪不得不重视的问题。所以，新妈咪需要注意锌的补充，以保证宝宝的正常发育。

2. 每日补给量

乳汁中的锌需求量很大，新妈咪锌摄入不足会影响乳汁的营养质量。专家建议，产后新妈咪每天锌的最佳摄入量为30毫克。

3. 食物推荐

动物的瘦肉是补充锌的主要食物。动物性食品普遍含有较多的锌，每100克动物性食品中有3~5毫克。另外，动物性蛋白质分解后会产生氨基酸，能促进锌的吸收。而植物性食品中锌的含量较少，每100克植物性食品中仅含锌1毫克。

牡蛎是海产品中锌的含量最高的。如花生、核桃等坚果类食品锌的含量较高，苹果是水果中锌含量最高的。此外，还有黄豆、小米、白菜、豆腐皮等。人参、桑葚、熟地、杜仲是中药材中含锌量较高的。

下面，推荐一种营养食谱：

♥萝卜番茄汤

原料： 西红柿200克，胡萝卜150克，鸡蛋2枚，盐、味精、姜丝、白糖各适量。

做法： ①将胡萝卜、西红柿洗净，切成片。

②将油烧热，爆香姜丝，放入胡萝卜，略炒后倒入清汤，待胡萝卜熟后加入西红柿，再加入盐、味精、白糖

调味，将打散的鸡蛋倒进去，撒上葱花后即可食用。

功效：这道汤含锌约 35 毫克。西红柿具有清热解毒的功效，其所含的胡萝卜素和矿物质，是新妈咪产后补益的佳品。

铜——促进铁质的吸收和新陈代谢

1. 营养功效

铜是维持人体健康所不可或缺的微量营养素，对于血液、中枢神经和免疫系统，皮肤、头发和骨骼组织，以及心、肝等内脏的发育和功能有着重要的影响。在血红蛋白的形成过程中，铜起着活化的作用，能促进新妈咪身体对于铁的吸收和利用，在身体代谢及神经组织方面有着重要的意义。坐月子期间，新妈咪应该及时补充足够的铜元素，从而保障宝宝的大脑发育，因为铜元素与大脑中多种酶的活性有关。

2. 每日补给量

人体所需的铜不能从体内合成，需要从膳食和日常饮用水中摄取足够的量。因此，新妈咪在产后应该每天摄入 2~3 毫克的铜。

3. 食物推荐

食物是补充铜元素的最好途径，如水果、海产品、紫菜、动物肝脏、巧克力中都含有较为丰富的铜，豆类、坚果、粗粮都是较好的来源。如豆类（豌豆、蚕豆）、坚果类（腰果、核桃）、谷类（荞麦、黑麦）、肉类、蔬菜、鱼类和动物肝脏等。一般情况下，10 片全麦面包约含铜 1 毫克，普通肉类食物每公斤约含铜 2.5 毫克，动物肝脏及贝类每公斤含铜 20 毫克以上。

下面，推荐一种营养食谱：

♥花生黄油酱香蕉饼

原料：细砂糖、白面粉各150克，软黄油、花生黄油酱各125克，干香蕉块100克，鸡蛋1枚，生花生28克，发酵粉1茶勺。

做法：❶将所有原料放入食品处理器中，加工至均匀的混合糊状。

❷将混合物做成胡桃大小的丸子，放进烘烤板进行烘烤。在烘烤过程中，将丸子压成小饼状。

❸在每个小饼的中心插入一粒玉米，烘烤10分钟后即可食用。

功效：每个花生黄油酱香蕉饼中含有126卡路里、8克脂肪、0.5克维生素、0.05毫克铜。

碘——保证宝宝碘需求，促进大脑发育

1. 营养功效

如果哺乳期新妈咪碘营养不足的话，初期乳腺会优先保证宝宝的碘供应，从而导致新妈咪处于碘缺乏状态。随着哺乳时间的延长，乳汁中碘含量也会下降，最终导致宝宝也会出现碘缺乏。正常情况下，宝宝每天碘的摄入量应该大于排出量，才能保证宝宝甲状腺储备碘逐步增加的需求。新妈咪的碘营养对宝宝的大脑发育起着重要的作用，新妈咪的乳腺会优先满足宝宝的碘营养，具有先天对宝宝的保护能力。

2. 每日补给量

一般情况下，只要新妈咪摄入足够的碘，宝宝就不会发生碘缺乏的现象。哺乳期间，新妈咪每天至少摄入200微克的碘，才能保证母婴正常的碘需求量。

3. 食物推荐

海洋生物含碘量都很高，如紫菜、海带、淡菜、干贝、龙虾、海鲜鱼等，

其中海带的含碘量每 100 克为 300 ~ 700 毫克。

陆地食品的含碘量主要集中在动物性食品中，奶、蛋类稍高些，其次为肉类，植物性食品是最低的，尤其是蔬菜和水果。

下面，推荐一种营养食谱：

虾皮**紫菜蛋汤**

原料：紫菜、花生油各 10 克，鸡蛋 1 枚，香菜、虾皮、精盐、葱花、姜末、香油各适量。

做法：❶将虾皮洗净，紫菜洗净，撕成小块；鸡蛋打入碗中，香菜择洗干净，切成小段。

❷将油烧热，爆香姜末，放入虾皮略炒，加入 200 克水，沸腾后淋入鸡蛋液，放入紫菜、香菜、精盐、葱花即可。

功效：紫菜和虾皮中含有丰富的碘，是产后新妈咪补充碘的佳品。

镁——改善消化不良，防治产后抑郁

① 营养功效

镁是形成骨骼的重要元素，人体内 60% 左右的镁以碳酸盐和磷酸盐的形式参与骨骼的形成。镁能够促进新妈咪的心脏、血管健康，预防心脏病发作，保持牙齿健康，改善消化不良，与钙同用是天然的镇静剂。但是，过多的镁会影响骨骼钙化，注意适量的原则。

② 每日补给量

新妈咪每天镁的摄入量为 450 毫克左右，每星期吃 2 ~ 3 次花生，每次 5 ~ 8 粒就能满足对镁的需求量。

③ 食物推荐

紫菜是补充镁的最佳来源，每 100 克紫菜中含镁 460 毫克，被誉为"镁元素的宝库"。

镁的丰富来源：榛子、海参、鲍鱼、小米、苋菜、虾皮、绿茶、黄豆、海米、西瓜子、燕麦片、小茴香、葵花子、大豆粉。

镁的良好来源：绿豆、芸豆、松子、黑米、香菇、干贝、豌豆、金针菜、豆腐粉、花生酱、蚕豆、海带。

镁的一般来源：牛肉、香蕉、面包、猪肉、海产食品和绿叶蔬菜。

下面，推荐一种营养食谱：

❤小虾饼

原料：虾仁 400 克，马蹄、猪肥膘各 50 克，精盐、生姜、葱末、绍酒、白糖、白醋、鸡蛋液、番茄酱、湿淀粉、干淀粉、植物油、鲜汤各适量。

做法：❶将虾仁、猪肥膘剁成末；马蹄切米，同入碗中，加入葱末、生姜、绍酒、精盐、味精、鸡蛋液、干淀粉，搅拌成虾馅。

❷将油烧热，挤入虾馅，轻拍成饼状炸熟，捞出后装盘；倒入番茄酱、白糖、精盐炒片刻，加入白醋、鲜汤烧沸，用湿淀粉勾芡，淋在虾饼上即可食用。

功效：虾仁营养丰富，富含蛋白质、镁、碘、矿物质、维生素A、氨茶碱等多种成分，且肉质松软，易于消化。

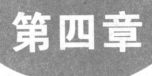

第四章

产后第一周：
休养调理，恢复元气

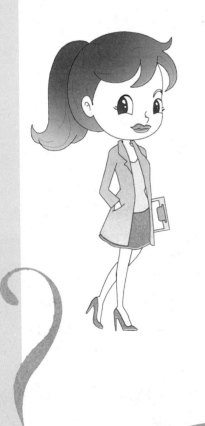

分娩后，女性生理变化巨大，同时还伴有大量的气血消耗，而坐月子是产妇调理身体的最佳时机。特别是产后第一周，是进行调理和恢复的关键时机，通过补气、补血以及营养均衡的食疗搭配，能强化自身修复能力，预防各种产后并发症及后遗症。

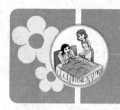

第一节
新妈咪的产后调养

了解产后正常的生理变化

1. 乳房的状况

分娩后2～3天，新妈咪乳房会增大，更为坚实，局部温度增高，开始分泌乳汁，可能会有腋下淋巴结肿大、疼痛等症状。

2. 呼吸、消化系统的状况

产褥初期，新妈咪的食欲欠佳，进食少，水分消耗多，肠道内容物较为干燥，再加上腹肌、盆底松弛、会阴伤口疼痛，极易发生便秘。

3. 泌尿系统的状况

新妈咪产后腹壁松弛，膀胱肌张力减弱，加上分娩时先露部分的压迫，可能会出现膀胱肌肉收缩功能障碍，排尿时出现疼痛。

4. 腹壁、皮肤的状况

分娩后，随着黄体酮和雌激素的下降，黑色素细胞分泌的激素也会逐步下降，怀孕期间如乳晕、乳头、脸部的褐斑及腹部的黑中线等色素沉着现象会逐渐消失。

5. 血液循环系统的状况

新妈咪分娩后，巨大的子宫施加于腔静脉的压力消除，静脉血回流增加，导致产后第一天血容量出现明显增加，血细胞压积相应下降。

6. 子宫的状况

产后子宫的韧带呈现松弛状态，极易出现移位，尤其是产后第一天，膀胱充盈时会将子宫向上向右推移至右肋下。随着子宫肌纤维的迅速变小，充血及水肿的消退，子宫会逐步缩小，很快会缩小至抬头样大小，子宫收缩越好，就会显得越硬。

产后正常的生理现象

在坐月子期间，新妈咪会出现以下一些现象，都属于正常范畴，不必过于担心。

1. 疲劳

经历自然分娩后，新妈咪会感到十分疲劳，注意好好休息。

2. 体温略升

产后24小时内，新妈咪的体温会略有上升，但不会超过38℃。

3. 汗多

新妈咪皮肤排泄功能旺盛，大量孕期聚积的体液会被排出，特别是在夜间睡眠和初醒时非常明显，1周后便会逐步消失。

4. 呼吸深而慢

每分钟仅14~16次，产后腹压降低，膈肌下降，从妊娠期的胸式呼吸转为腹式呼吸，使得呼吸减慢。

5. 产后宫缩腹痛

由子宫收缩引起的下腹部阵发性疼痛，在持续2~3天后会自然消失。

6. 月经及排卵恢复

产后6周左右月经会复潮，而哺乳的新妈咪恢复较迟。

⑦ 尿多

尤其是在产后 24 小时内，会出现尿多的情况。

⑧ 腋下肿块

此类肿块不需要求医治疗，疼痛难忍时，可采取热敷法或者用吸奶器将乳汁吸尽，硬块会自然消失。

产后第一天要做的事

① 留意身体状况

产后第一天，新妈咪的身体较为虚弱，会出现产后阵痛；排出的恶露量较多，呈红色。新妈咪要格外注意休息，产后 6～8 小时可以坐起来，12 小时后便可以自行到厕所排便。

在休养之际，新妈咪可以进行轻微的活动，下床走动会促进新妈咪身体的恢复，利于子宫的复原和恶露的排出；还能够促进肠胃蠕动，增强肠胃功能，可以避免很多产褥期疾病的发生。

② 观察产后出血量

产后出血量大于 500 毫升，便可诊断为产后大出血，可导致休克、弥散性血管内凝血，甚至死亡。产后 2 小时内，新妈咪最容易出现产后大出血，因此分娩后仍需住院观察。

③ 尽快排尿

自然分娩的新妈咪注意多喝水，尽快排第一次小便。在分娩过程中，胎头下降会压迫膀胱、尿道，憋尿时间太长会导致膀胱过度充盈，影响子宫收缩，导致产后大出血。因此，尽早排尿能促进膀胱功能的恢复。

④ 尽可能给宝宝喂初乳

通常来说，新妈咪产后第一天会分泌少量黏稠、略带黄色的乳汁，便是初乳。初乳中含有大量的抗体，能避免宝宝受细菌感染，被称为"黄金乳"。因此，新妈咪尽可能给宝宝喂初乳，减少各种疾病的发生。

产后1周的生理状态

（1）产后第2天开始育儿：恶露仍为红色，还会出现产后阵痛；会阴切开处会有疼痛感，没有进行会阴切开术的可以进行淋浴；开始授乳。

（2）产后第3天开始照顾宝宝：恶露量仍然较多，会阴切开的伤口依然还有疼痛；乳房发胀，可稍微清洗头发；每天授乳7~8次，测定哺乳量，观察是否足够；及时进行贫血调查；医生开始指导新妈咪如何喂养宝宝及为宝宝洗澡的方式；自然分娩的产妇，无特殊情况的话，可以出院。

（3）产后第4天状况趋于稳定：恶露量减少，转为褐色。

（4）产后第5天伤口拆线：恶露呈淡红色或咖啡色，没有黏性。可拆线，数小时内不可活动，排便时不要用力；检查尿液、血液及测量体重。

（5）产后第6天剖宫产的妈咪可以出院：出院前进行相关检查，经医生同意后方可出院。

（6）产后第7天选择合适的时间出院：应选择白天较为暖和的时间出院，避开交通拥挤路段。

不同医院的例行产后措施：

不同的医院的规定不一样，但都会有一些例行措施。

（1）对产妇进行体格检查，如检查子宫，看其收缩是否正常，伤口是否愈合，还要检查阴道分泌物。

（2）讲解如何采取避孕措施，必要时可开药。

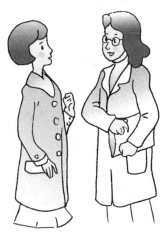

（3）倘若妊娠期没有注射风疹疫苗，出院前需补上。风疹疫苗不会通过乳汁影响宝宝。

（4）教新妈咪护理宝宝的脐带。

（5）会对宝宝进行必要的检查。

（6）告知6周后带宝宝到医院接受相关检查。

宫产的新妈咪应做好产后护理

剖宫产时，医生会在产妇小腹部切开一条10厘米左右的切口，取出胎儿，然后再层层缝合。手术创面大，且与藏有细菌的阴道相连，产后护理不当的话，易导致各种并发症及后遗症。最常见的并发症有：尿潴留、子宫出血，可出现羊水栓塞、肺栓塞等严重并发症，甚至可导致猝死。长期性后遗症有：慢性输卵管炎及由此导致的异位妊娠和子宫内膜异位症等。因此，新妈咪产后必须要注意相关护理，避免出现各种并发症及相关疾病。做好产后护理，主要有以下几个方面：

（1）导尿管拔出3~4小时后，新妈咪注意及时排尿，不宜憋尿。

（2）遵照医生要求输液，防止血液浓缩形成血栓；术后6小时可进食藕粉、红糖水等流质食物；术后第2天吃一些粥、鲫鱼汤等半流质食物，便于正常排气。

（3）预防腹部伤口裂开。当出现咳嗽、呕吐、打喷嚏时，用手压住伤口两侧，防止伤口裂开或拉伤。

（4）尽早下床活动。当麻醉感消失后，可以轻微地活动四肢，促进血液流动，预防肠粘连、血栓、肺栓塞等。通常，产后24小时可以下床活动。

（5）剖宫产后，新妈咪会有低热现象，但体温在38℃以内，属于正常现象。但术后若出现持续高热不退，体温维持在38.5℃以上，属于异常，可能是发生了感染，立即找医生，进行相关处理。

（6）进行剖宫产手术，子宫流血较多。新妈咪及其家人，要留意阴道出血量，如果流血过多的话，及时找医生采取止血措施，防止诱发其他疾病。

（7）术后新妈咪的脉搏、血压相对较低，若出现脉搏加快而血压明显偏低时，应警惕是否出现原发或继发出血，立即进行相关检查和处理。

告别产后疼痛

分娩过程难免会给新妈咪的身体带来一些疼痛，当麻醉效果消失后，身体的很多部位会遭受疼痛的侵袭。当然，了解疼痛的原因及应对方法，有利于帮助新妈咪适应疼痛，克服痛楚。

1 伤口疼痛

一般而言，自然分娩的新妈咪会有阴部伤口，疼痛程度与裂伤的大小、范围而不同，与感染及有无血肿有关。

在分娩后的数小时内，疼痛感最为强烈。剖宫产的伤口比自然分娩的伤口疼痛感更为厉害，只要不压迫伤口，侧躺、坐时使用中空的气垫圈，可减少疼痛。必要的时候，可以注射止痛剂来缓解疼痛。有些医生会建议新妈咪使用束缚带固定伤口，减少活动时的牵拉。术后观察 1 周，没有问题就可以洗澡。数天或数周后，伤口疼痛会逐步消失。

倘若会阴肿痛较为严重，产后初期可进行冰敷，1～2 天后再进行热敷。出现伤口红肿、缝合处裂开等情况时，有可能是并发感染，需要用抗生素治疗。

2 子宫疼痛

生下宝宝后，新妈咪多数会感觉小腹有轻微的阵痛感，这是子宫收缩复原时的正常生理现象。一般医生会开一些促进子宫收缩的药物，帮助子宫止血，还可将子宫内残留的血块或胎盘碎屑排出，促进子宫逐步复原至原有状态。当子宫收缩力量较强时，便会有腹痛感。

当出现产后子宫疼痛强烈时，可尝试采用以下方法：

（1）及时告知医生，可酌情停止使用促进子宫收缩的药物。

（2）让医生开一些止痛药。

（3）下床活动，利于子宫排空。

（4）不吃冰冷、含酒精和刺激性强的食物。

（5）采用侧卧姿势，能减轻疼痛。

（6）轻按小腹，找出子宫的大致位置，用手掌轻按子宫，进行环形按摩，能有效促进子宫恢复。

值得注意的是，倘若腹痛超过半个月，并伴有发热、发冷、恶露不止等症状时，及时就医。

3. 趾骨联合处疼痛

在怀孕中后期，趾骨联合处的疼痛便已出现，内分泌激素会使趾骨联合部位分开，韧带随之松弛；分娩时，内分泌激素会使趾骨联合处软骨溶解。尤其是初产妇，为了让宝宝顺利通过产道，往往用力过猛把趾骨联合处撑开，造成趾骨和周围韧带的损伤，引发趾骨部位疼痛。所以，新妈咪在产后下蹲或者拿重物时，会感到趾骨处有疼痛感，走路时抬不起腿，用不上劲。鉴于此，新妈咪一定要采取一些措施来减轻疼痛感。

（1）疼痛感强烈时，新妈咪注意卧床休息，可采用弹性附带固定盆骨，有助于趾骨的恢复。

（2）产后尽量减少上下楼梯及走斜路，注意放慢速度，步子迈得不要太大。

（3）坐着时背后放置腰枕，不要跨坐；可选择坐着穿衣，不要提重物。

（4）游泳有助于减轻关节的压力。

（5）可选择做骨盆底肌运动及小腹运动，帮助缓解骨盆压力。首先，手和膝盖着地，趴在地板上（可平铺一张瑜伽垫），背部与地面保持水平，吸气，然后再呼气时收紧骨盆底肌肉，同时向上收起肚脐，保持 5～10 秒。结束后，注意慢慢放松肌肉。

产后 1 周的饮食原则

① 产后第一餐

无论是自然分娩还是剖宫产，新妈咪们在分娩当天都很辛苦，都会经历难以承受的疼痛，身体十分虚弱。

分娩当天，新妈咪们体力消耗很大，出汗多，需要补充足够的液体。因此，新妈咪的产后第一餐以补充水分、易消化为主，选择进食适量清淡、稀软的食物，如藕粉、红糖水、鸡蛋羹和蛋花汤等。

② 产后 1～2 天饮食原则

分娩后 1～2 天内，新妈咪的胃口都不会太好，因此以清淡、有营养、易消化为主要原则，坚持少食多餐，尽量减少肠胃负担。

会阴有切口的新妈咪，在自解大便后才能恢复日常饮食，要注意每日大便的通畅。如果会阴部出现重度裂伤，分娩当天需多卧床休息。

剖宫产的妈咪在分娩当天需要禁食，待排气后方可从流食、半流食逐步恢复到日常饮食。

③ 产后 3～5 天饮食原则

产后 3～5 天，新妈咪的饮食可以从流食变为半流食，同样要清淡、有营养、易消化，如烂面、蛋花汤和米粥等。值得注意的是，虽然鸡汤、猪蹄汤等滋补功效显著，但不能天天吃，容易引发腹泻、腹胀。鱼汤营养丰富，给新妈咪吃的时候去掉上层的油，汤不要过咸。

新妈咪需要分泌乳汁，因而对水的需求量增加，大量饮水能够及时补充流失的水分，还能促进肠胃的蠕动。

④ 产后 6～7 天饮食原则

产后 6～7 天，新妈咪的饮食可恢复正常，能吃薏米、鲤鱼、香菇、鲫鱼、白萝卜等营养丰富的食物，但依然要以清淡为主，少放味精和盐。

健康饮食，奠定产后恢复基础

1. 多元饮食，避免单一

为了自己及宝宝的健康，新妈咪必须要全方位摄取食物，如五谷根茎类、蛋豆类、奶类、水果类、鱼肉类、蔬菜类和油脂类等。

在传统观念中，小米粥加鸡蛋是主要的月子餐模式，非常单一。同时，一味地进补或者刻意减少食量也是不科学的。

新妈咪的主食要丰富，粗粮和细粮都要吃，不要只吃精米精面，可搭配小米、燕麦等杂粮。

2. 少食多餐

坐月子期间，可以沿用孕期少食多餐的原则，每天 4~6 餐，不但能够保证营养，也不会增加肠胃负担。

少食多餐，指的是在正常饮食外，酌情增加 2~3 餐。正餐保持 6~8 分饱，再辅以味道鲜美、易消化吸收的汤品，如鲫鱼豆腐汤、排骨汤等，能促进乳汁分泌。少食多餐是最为适宜新妈咪的进食方式，特别是哺乳的新妈咪。

3. 按需搭配

科学、合理的饮食搭配是坐月子期间饮食的重要原则。月子餐需要充分考虑到每个人的情况，按照新妈咪的需要进行选择，主要包括以下几个方面：

（1）正在哺乳的新妈咪要多吃鱼汤、鸡汤、排骨汤等汤汁类食物，促进乳汁分泌。

（2）出现便秘的新妈咪，可适当增加水果、蔬菜的摄入量。每天清晨喝一杯蜂蜜水、淡盐水或热牛奶，可有效缓解便秘。

（3）孕期患贫血的新妈咪，分娩后贫血症状会加重，因而需要格外注重补气血和调养身体，多吃含铁的食物。同时，可在医嘱下服用一些补血药物，避免气血亏虚导致的体弱多病。

（4）患有妊娠高血压综合征的新妈咪，产后饮食注意控制盐的摄入量，使血压尽快恢复正常水平。

4. 注意预防消化不良

刚生完宝宝，新妈咪需要卧床休息，导致运动量减少，易产生消化不良的现象，对体质较弱的新妈咪来说极为不利。因此，在饮食时要注意以下几个方面：

（1）不要吃得过饱，新妈咪的肠胃功能较弱；

（2）饭菜要细软，吃饭时要细嚼慢咽，有利于身体吸收；

（3）每天喝一些酸奶，有助于消化吸收；

（4）在体力允许的情况下，可下床做一些轻微的活动，促进肠胃蠕动；

（5）多吃富含膳食纤维和果胶的蔬菜和水果。

 妈咪饮食禁忌

1 忌过早喝催乳汤

一般来说，大多数新妈咪产后 2 天乳腺管尚未完全通畅，不要急着喝催乳的汤，否则易胀奶，甚至引发乳腺炎，最好在 3 天后开始喝。

2 忌每天吃很多鸡蛋

鸡蛋营养价值很高，富含优质蛋白质，非常适合新妈咪食用。然而，鸡蛋不能吃多，吸收不了反而会增加新妈咪肠胃负担，不利于其他营养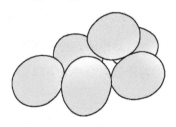物质的吸收，造成营养不均衡。一般来说，每天吃 3～4 枚鸡蛋较为合适。

3 忌吃生冷食物

新妈咪产后体质偏弱，抵抗力差，吃西瓜、梨等寒性水果易引起胃肠炎等消化道疾病，也不要吃螃蟹等寒性食物。

4. 忌吃辛辣刺激性食物

很多新妈咪在月子里胃口不佳时，会选择吃一些辛辣食物开胃，反而会出现口舌生疮、大便秘结等上火症状，甚至引起痔疮。同时，这种热火通过乳汁影响给宝宝，使宝宝生病。因此，新妈咪尽量避免吃辣椒、蒜、茴香、韭菜、胡椒等辛辣刺激性食物。

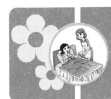

第二节
滋补药膳

♥生化汤

排除瘀血 + 补血止痛

原料：当归30克，川芎、桃仁、炮姜、炙草各10克。

做法：❶将所有原料洗净入锅，加2.5杯水，用小火熬煮，至汤汁剩一杯；过滤药渣，将药汤盛起，备用。

❷药渣放入锅中，加2杯水，煮至剩8分满，沥出汤汁。

❸将❶和❷的汤汁混合并调匀。

功效：当归、川芎能够刺激子宫收缩；桃仁可活血化瘀；炮姜能温经散寒；炙草有止痛功效。生化汤能帮助

产妇收缩子宫、排除恶露。

♥虫草乌鸡汤

滋补气血 + 恢复体力

原料：公乌骨鸡1/2只，冬虫夏草11克，党参10克，熟地、枸杞子、香菇各5克，冬笋1根，绍酒2大匙，盐2小匙。

做法：❶将所有原料洗净；冬笋去皮、洗净、切片；香菇去蒂、泡软；乌骨鸡洗净、切块。

❷烧一锅水，水沸后，放入冬笋片烫过，以去除冬笋苦味。

❸鸡块铺在蒸盅底，放入药材、香

菇、冬笋片、盐、绍酒，再加入水，隔水蒸 2 小时。

功效：乌骨鸡富含矿物质和维生素，营养价值高；党参、熟地补气血，枸杞子补肾肝，冬虫夏草保肺益肾。此汤品能恢复体力。

♥红枣芹菜汤

舒缓情绪 + 促进食欲

原料：红枣 10 颗，芹菜 50 克，冰糖 2 小匙。

做法：❶将所有原料洗净、沥干；芹菜摘除叶子，切除根部，茎切断。

❷将所有原料倒入锅中，放 4 杯水，用小火炖煮。

❸放入冰糖调味，去渣，喝汤汁。

功效：芹菜能开胃、清热、利尿、稳定情绪；红枣具有散瘀血、养身安神的功效。此汤品能促进食欲、缓解产后压力。

♥川七乌鸡汤

止血散瘀 + 消肿止痛

原料：乌骨鸡 1/2 只，南枣 6 颗，陈皮 10 克，川七 15 克，盐 1 小匙。

做法：❶将所有原料洗净；乌骨鸡洗净，切去鸡尾；南枣泡水，川七

敲碎。

❷药材与乌骨鸡放入炖盅内，加水，隔水炖 4 小时后，加盐调味。

功效：川七可消肿止痛、止血散瘀；乌骨鸡含磷、钙、铁、维生素 A、B 族维生素、维生素 C、维生素 E；此汤品能改善产妇子宫收缩不良、产后瘀血等症状。

♥桂圆乌鸡汤

安神益脑 + 强健筋骨

原料：乌骨鸡块 300 克，桂圆肉 20 克，枸杞子 10 克，盐、料酒各 1/2 小匙。

做法：❶将所有原料洗净；乌骨鸡块用沸水烫；枸杞子泡水后沥干。

❷将所有原料放入锅中，加入水，小火炖 3 小时。

❸放入盐、料酒后即可食用。

功效：乌骨鸡营养丰富，能补充体力；桂圆肉补血、安神益脑；枸杞子可长肌肉、益面色、坚筋骨，尤其适合产后体虚乏力的妇女食用。

♥首乌红枣鸡汤

补益肝肾 + 修复组织

原料：乌骨鸡块 300 克，何首乌 15

克，红枣 10 克，姜 30 克，盐 1/4 小匙，米酒 1/6 小匙。

做法：①将所有原料洗净，姜切片，乌骨鸡块用沸水烫。

②将所有原料放入锅中，倒入 2000 毫升水，中火炖 3 小时。

③加入盐、米酒后即可食用。

功效：乌骨鸡含矿物质、氨基酸，能帮助修复体内受损组织；何首乌具有补益肝肾、养气血、壮筋骨的功效，有助于产后补充营养。

♥ 黑木耳鸡汤

去瘀排毒 + 增强抵抗力

原料：生土鸡 1/2 只，干黑木耳 50 克，姜 3 片，盐 1 小匙。

做法：①干黑木耳用温水浸泡 30 分钟，洗净、去蒂、切块。

②土鸡切块、洗净，用沸水氽烫后，捞起。

③将鸡块、姜片放入锅中，倒入 8 杯水，大火煮 20 分钟，再加入黑木耳，转为小火煮 30 分钟，加入盐调味即可食用。

功效：鸡肉富含矿物质、蛋白质和多种维生素，营养价值很高；木耳能活血去瘀。此道汤品能为产妇提供能量，增强抵抗力。

♥ 参须炖鸡汤

舒缓情绪 + 健脾补肺

原料：鸡 1/2 只，参须 15 克，枸杞子 10 克，红枣 6 颗，米酒 1 大匙，盐 1 小匙。

做法：①将所有原料洗净，在红枣表面均匀划数刀。

②鸡去除杂毛、洗净，放于锅中，再放入全部原料。

③米酒倒入锅中，再倒 8 杯水，炖煮约 1 小时，直至鸡肉熟烂，加盐调味即可食用。

功效：参须药性温和，具有健脾养肺的功效；红枣能润心肺、补脾胃，具有补血作用。此汤品能帮助产妇恢复体力，缓解产后精神压力。

♥ 萝卜丝煮鲫鱼

补气血 + 温脾胃

原料：白萝卜 200 克，鲫鱼 1 条，姜片、火腿丝各适量，盐少许。

做法：①将鲫鱼处理干净，白萝卜洗净、切丝，放入沸水中氽烫，捞出后用凉水洗净，放入盘中备用。

②油锅中放入姜片爆香，放入鲫鱼稍

煎，加水、火腿丝和白萝卜丝，大火烧开后用小火煮。待鱼熟，且汤呈乳白色时，加盐煮开即可食用。

功效：白萝卜具有健脾胃、化痰止咳的功效，与能温脾胃、补气血的鲫鱼同炖煮成汤，十分适合新妈咪食用。

❤️红枣炖鲫鱼

补中益气＋养血通乳

原料：鲫鱼 500 克，红枣 10 颗，黑豆、枸杞子各适量。

做法：❶将鲫鱼剖洗干净，红枣洗净、去核。

❷将黑豆炒至豆壳微裂，用水洗净后备用。

❸将红枣、黑豆、鲫鱼同放入锅中，加入适量水，炖煮 3 小时。出锅前加入调味料，点缀枸杞子即可食用。

功效：鲫鱼具有利水通乳、补中益气的功效，黑豆能改善水肿，红枣可以补血养气。

❤️姜枣桃仁汤

散寒行血＋促进恶露排出

原料：糯米 60 克，核桃仁 20 克，红枣 15 克，姜适量，红糖 2 大匙。

做法：❶将糯米洗净，用清水泡发 30 分钟；红枣洗净，用清水泡发 2 小时；姜去皮，切成片。

❷将糯米与适量水倒入锅中，用大火煮沸。糯米具有黏性，易粘锅，煮时需多次搅动。

❸放入红枣、姜片、核桃仁，用小火慢炖 30 分钟，再加入红糖调匀即可食用。

功效：红糖具有散寒行血、化食健胃、益气缓中等功效，能促进子宫收缩、排尽恶露，十分适合刚分娩的新妈咪食用。

❤️黄花枸子蒸瘦肉

养血平肝＋利水通乳

原料：瘦猪肉 200 克，黄花菜 15 克，枸杞子 10 克，干淀粉适量，盐、香油少许。

做法：❶将瘦猪肉洗净，切成片；黄花菜用水泡发，择洗干净，与枸杞子、瘦猪肉同剁为碎末状。

❷将枸杞子、瘦猪肉、黄花菜碎末放入盆内，加入香油、干淀粉、盐搅拌均匀、摊平。

❸隔水蒸熟，切成片即可食用。

功效：黄花菜具有利水消肿、养血平

肝、清利湿热、通乳的功效。此菜由黄花菜和滋阴、润燥、补肾、益肝的猪瘦肉蒸制而成，具有补气、补血、催奶的作用。非常适合产后气血虚弱所致乳汁不足者食用。

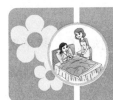

第三节
营养主食

❤红豆核桃糙米粥

补钙补血

原料： 红豆半杯，糙米1杯，核桃仁适量。

做法： ❶将红豆、糙米淘洗干净，沥干，加入适量水后用大火煮开，再转小火煮30分钟左右。

❷加入核桃仁，用大火煮沸，再转为小火将核桃仁煮熟烂为止。

功效： 加入适量的红糖或者黑芝麻，可以使这道粥的补钙补血的效果更佳。

❤胡萝卜菠菜粥

改善贫血

原料： 糙米、大米各60克，胡萝卜20克，菠菜50克。

做法： ❶将胡萝卜削皮，洗净后切成小丁；菠菜择洗干净，用水汆熟，切成碎末；糙米、大米淘洗干净，留着备用。

❷将淘好的糙米、大米加水煮开，然后转为小火，加入胡萝卜丁、菠菜末煮至软烂。

功效： 这道粥含铁量丰富，能预防和改善缺铁性贫血。值得注意的是，菠菜中富含草酸，最好用热水汆烫一下再烹调。

❤牛奶鸡丝汤面

补充体力

原料： 面条100克，鸡胸肉80克，洋葱20克，水发香菇3朵，芦笋段

3 根，鸡汤 1 碗，牛奶半杯，盐少许。

做法：❶ 洋葱切丝；香菇切片，备用；鸡胸肉洗净后用沸水汆烫至熟，撕成细丝；芦笋段用开水烫一下，备用。

❷ 锅中放入油、香菇片、洋葱丝，炒香后倒入牛奶、鸡汤煮沸，加入面条、鸡丝和芦笋段煮至面条熟，再放盐调味。

功效：面条热量高，易消化，能为新妈咪补充体力，搭配香菇、芦笋、鸡肉，可以有效提高新妈咪的免疫力。

♡美味鸡肝粥

调理气血 + 增强体力

原料：大米 90 克，嫩姜 2 片，鸡肝 2 副，葱 1 根，盐、酱油各 1 小匙。

做法：❶ 将所有原料洗净，葱和姜切成末，鸡肝切成薄片。

❷ 鸡肝放入碗中，加酱油和姜末拌匀，腌 15 分钟。

❸ 将米倒入锅中，放入 4 杯水，煮至黏稠状；加入鸡肝片，煮熟后加盐调味，撒上葱末。

功效：鸡肝富含维生素 A、维生素 D、蛋白质、磷等成分，营养价值很

高；这道粥能调养气血运行、恢复和增强体力。

♡遮目鱼肚粥

修复伤口 + 巩固牙齿

原料：遮目鱼肚 2 个，大米 90 克，嫩姜 4 片，芹菜 1 根，米酒 2 小匙，盐、油酥葱各 1 小匙。

做法：❶ 将所有原料洗净，遮目鱼肚对半切开，姜片切丝，芹菜切末；大米加水后浸泡 30 分钟。

❷ 大米及 4 杯水同倒入锅中，煮至粥状；加入鱼肚和米酒，煮至鱼肚变色。

❸ 加入盐、姜丝调味，撒上芹菜末和油酥葱，即可食用。

功效：遮目鱼肚富含烟酸和维生素 B_2；芹菜富含钙、维生素 A 和维生素 C。这道粥有利于产妇伤口的愈合，能促进牙齿和骨骼的健康。

♡南瓜薏米粥

消炎止痛 + 利水消肿

原料：米饭 1 碗，南瓜 100 克，鸡蛋 1 枚，薏米 40 克，枸杞子 10 克，葱 1 根，高汤 4 杯，盐 1/2 小匙。

做法：❶ 将所有原料洗净；葱切丝；

南瓜切片、氽烫后捞起；薏米在滚水中煮 30 分钟后捞出；鸡蛋取蛋清备用。

❷高汤入锅，放入南瓜片，煮至入味后捞出；留汤汁，加入薏米和米饭煮匀。

❸加盐调味，倒入蛋清搅匀，盛入碗中；摆上南瓜片，撒上葱和枸杞子。

功效：薏米具有清热、解毒的功效，能协助排除体内水分；南瓜能止痛消炎。这道粥可提供足够的营养，缓解水肿状况。

❤滋补养生粥

利尿止汗 + 调节内分泌

原料：大米 1 量米杯，防风 20 克，黄芪、白术各 40 克，葱 1/2 根。

做法：❶大米与药材洗净，葱切成末。

❷将白术、黄芪和防风加 3 杯水，同煮成一杯汤汁。

❸大米加入药汤中，倒入 7 杯水，煮沸后转小火煮至熟。

❹撒上葱末，即可食用。

功效：黄芪具有固表止汗、调节内分泌的功效，能提高免疫力，增强体力；白术能利尿止汗、益气补虚，有

利于产妇身体的恢复。

❤莲子芡实粥

延缓老化 + 稳定情绪

原料：大米 1 量米杯，莲子 18 克，核桃仁、芡实各 20 克。

做法：❶将所有原料洗净，用清水浸泡 2 小时。

❷将所有原料放入果汁机中打碎。

❸打碎的原料倒入锅中，加入 8 量米杯水，用小火熬至粥状即可食用。

功效：莲子益肾养心，核桃中富含 B 族维生素，都能缓解产妇情绪不稳的情况，更为适合产后抑郁症的产妇，同时能预防健忘、延缓衰老。

❤菠菜粥

补中益气 + 滋养强身

原料：菠菜 200 克，芡实 30 克，有机发芽米、荞麦各 50 克，高粱 20 克，低钠盐 1/4 小匙。

做法：❶将芡实、荞麦、高粱和有机发芽米泡水 3 小时，沥干水分；菠菜切成段，备用。

❷汤锅加入适量水煮沸，倒入所有原料，用小火熬煮。

❸煮熟后，加入菠菜和低钠盐即可

食用。

功效：菠菜中富含铁和叶酸元素，有利于产后补血；芡实具有滋养强身、补中益气的功效。这道粥有益于产妇恢复体力。

♥香菇鸡丝炒饭

恢复体力＋提高免疫力

原料：鸡肉丝 100 克，香菇 20 克，姜 10 克，米饭 1.5 碗，盐、香油各 1/2 小匙，糖 1/4 小匙，橄榄油少许。

做法：❶香菇泡水后，去蒂、切丝、备用；姜洗净后切丝。

❷炒锅中放入少许橄榄油，爆香姜丝；放入鸡肉丝和香菇炒香。

❸最后加入米饭和所有调味料，与鸡肉、香菇炒匀后即可食用。

功效：香菇中含有多糖、麦角固醇和核酸物质，能促进钙的吸收，增强细胞免疫能力；鸡肉能帮助产妇体力加速恢复。

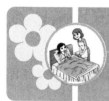

第四节
高纤蔬食

♥藕香胡萝卜丝

消除疲劳＋增强免疫力

原料：莲藕 300 克，胡萝卜 100 克，红椒丝、洋葱适量，盐 1/4，香油 1/4 小匙，橄榄油 1 大匙，芝麻粉 2 小匙。

做法：❶将所有原料洗净、沥干；莲藕切片，胡萝卜切丝。

❷橄榄油倒入热油锅中，加入芝麻粉后略炒。

❸加入莲藕片、胡萝卜丝、洋葱丝、红椒丝、盐、香油，炒熟后即可食用。

功效：红椒富含维生素 C，能促进黏膜健康、愈合伤口；莲藕含 B 族维生素，具有消除疲劳的作用，搭配富含 β-胡萝卜素的胡萝卜，能提高免疫力。

♥菠菜玉米炒猪肉

改善水肿 + 补血强身

原料：猪肉、玉米粒各 50 克，菠菜 300 克，香油 1 小匙，盐 1/4 小匙，橄榄油 1 大匙。

做法：❶将所有原料洗净、沥干；菠菜切段、猪肉切丁，备用。

❷橄榄油倒入炒锅中，加入猪肉爆香。

❸加入菠菜、玉米粒和香油，炒熟后即可食用。

功效：玉米具有利尿、开胃的功效，有助于解决水肿、消化不良等问题；猪肉中富含蛋白质，有利于产妇体力恢复；菠菜含铁、叶酸，对造血大有裨益。

♥茼蒿蛋花汤

调理肌肤 + 增强记忆力

原料：茼蒿 300 克，鸡蛋 1 枚，盐、酒、胡椒粉各 1/4 小匙，香油 2 小匙。

做法：❶将所有原料洗净、沥干；鸡蛋打散、茼蒿切段，备用。

❷倒入 1500 毫升水至汤锅中，煮至滚沸后，加入茼蒿略煮。

❸淋入蛋汁，煮成蛋花，加入盐、酒、香油调味，撒上胡椒粉后即可食用。

功效：茼蒿含维生素 A，与鸡蛋中的磷脂搭配，具有润泽皮肤的功效，是养颜美容的好佳肴。同时，茼蒿富含氨基酸，能增强记忆、预防老化。

♥黑豆浆煮荷兰豆

调理脾胃 + 促进代谢

原料：甜豆荚、荷兰豆各 150 克，黑豆浆 500 毫升，盐 1/4 小匙，香油 1/2 小匙。

做法：❶将所有原料洗净、沥干；甜豆荚、荷兰豆去老筋。

❷汤锅中加入黑豆浆，边搅拌、边煮沸。

❸加入盐、香油、甜豆荚和荷兰豆即可食用。

功效：甜豆荚具有利尿、调理脾胃、促进乳汁分泌的功效，脾胃不佳者可多吃；黑豆浆能促进新陈代谢、净化血液、消除体内毒素。

♥韭菜虾仁蛋

补充体力 + 促进食欲

原料：虾仁 100 克，韭菜 350 克，鸡蛋 1 枚，盐 1/4 小匙，香油 1 小匙，橄榄油1大匙。

做法：❶将所有原料洗净、沥干；鸡蛋打散，韭菜切段。

❷橄榄油加入热油锅中，加入虾仁炒香。

❸加入盐、韭菜、香油炒熟，再加入

蛋汁，煎熟后即可食用。

功效：虾仁营养丰富，能强身健体；韭菜含有硫化烯基，具有杀菌、增进食欲的功效，但哺乳的产妇不宜食用。

第五节
点心甜品

♥枸杞红豆汤

预防贫血 + 延缓老化

原料：枸杞子20克，红豆50克，冰糖、红糖各1大匙。

做法：❶将所有原料洗净、沥干；红豆泡水3小时。

❷将2000毫升水倒入汤锅中，倒入红豆及泡红豆的水，焖煮1小时。

❸加入枸杞子，再加入冰糖、红糖调味即可食用。

功效：枸杞子能增强免疫力、明目补血、延缓老化；红豆具有利尿、补血、消肿、促进心脏活化的功效。

♥莲子银耳汤

调理体质 + 滋补养颜

原料：莲子50克，干银耳10克，红枣6颗，冰糖1大匙。

做法：❶将所有原料洗净；干银耳泡软，撕成小朵；在红枣表面划数刀；莲子浸泡10分钟，挑除莲心。

❷所有原料倒入蒸锅中，加入适量的水，蒸15分钟。

❸焖10分钟后取出，加入冰糖，拌匀。

功效：莲子能清热解毒、养心安神；银耳富含粗纤维、B族维生素和蛋白质，是养生佳品。这道汤品能调整体质，缓解焦躁。

♥养生紫米粥

增加体力 + 补血养身

原料：小米、紫米、圆糯米各30克，冰糖、红糖各1大匙。

做法：❶将所有原料洗净、沥干；紫米、圆糯米泡水3小时。

❷往汤锅中倒入2000毫升的水，煮滚后加入紫米、圆糯米和泡米的水。

❸大火煮，注意搅拌，水沸时加小米。

❹煮滚后转为小火，再焖煮2小时，最后以冰糖、红糖调味即可食用。

功效：小米具有养肾气、消渴、利小便、去脾胃中热等功效；紫米营养丰富，具有补血效果；糯米能改善气虚现象，增强产妇体力。

♥桂圆荔枝壳汤

镇定安神 + 利尿排水

原料：桂圆肉100克，荔枝壳20克，红糖1大匙。

做法：❶将所有原料洗净、沥干，备用。

❷将1000毫升水倒入汤锅中，加入荔枝壳和桂圆肉，小火焖煮2小时。

❸加入红糖略煮，最后取出荔枝壳。

功效：红糖具有补虚止痛、活血化瘀、温暖子宫的功效；桂圆能养血安神、镇定滋补和开胃益脾。

♥桂花酒酿汤圆

缓解压力 + 改善手脚冰凉

原料：芝麻汤圆6个，甜酒酿1杯，桂花酱2大匙，冰糖2小匙。

做法：❶芝麻汤圆放入沸水中，煮至浮起后再捞出。

❷将2杯水和甜酒酿倒入锅中，煮开后加入冰糖、汤圆和桂花酱，拌匀。

功效：桂花酱香味具有舒缓压力的功效；酒酿如同米酒，能温暖身体。这道甜品可有效改善产妇手脚冰冷的状况，缓解产后不安情绪。

♥核桃甜酒

活血化瘀 + 排除恶露

原料：核桃仁20克，绍酒半杯，红糖1大匙。

做法：❶将核桃仁放入锅中翻炒，至表面呈金黄色后，盛出，将其拍碎。

❷将绍酒倒入热锅中烧热下入红糖，拌匀后继续加热，直至无酒味。

❸待红糖完全溶化后，倒入核桃碎即可。

功效：核桃仁含有蛋白质，多种维生素及钙磷等多种营养物质；红糖具

有活血化瘀的功效，可温暖子宫。此甜酒有助于产妇排除恶露，减轻产后腹痛。

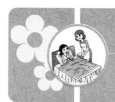

第六节
元气食谱

♥姜汁牛肉汤

补血开胃 + 祛寒解毒

原料：牛肉 175 克，姜 30 克，葱末适量，糖、盐、酱油各 1/2 小匙，白酒 1 小匙。

做法：❶姜去皮、去渣，滤出姜汁。

❷牛肉切成片放入碗中，再加盐、糖、酱油、白酒和姜汁，腌 10 分钟。

❸将 4 杯水和牛肉片倒入锅中，小火炖煮 1 小时，撒上葱末，略煮后即可食用。

功效：姜性温，具有祛寒、温胃、解毒的功效；牛肉富含铁与蛋白质，能补血。这道汤品可调理身体，有利于产妇体力的恢复。

♥清蒸油豆腐

补血养气 + 解压助眠

原料：油豆腐 300 克，姜丝 30 克，香菇丝、黄花菜各 20 克，罗勒适量，酒 1/2 小匙，盐 1/4 小匙，香油 2 小匙，胡椒粉 1/6 小匙。

做法：❶油豆腐表面划几刀；罗勒去梗后，切碎；香菇丝、黄花菜泡水后，沥干备用。

❷将姜丝、香菇丝、黄花菜、调味料搅拌均匀。

❸淋在油豆腐上，腌 5 分钟，再用大火蒸 5 分钟左右，然后加罗勒装饰即可食用。

功效：黄花菜可解压助眠、梳理肝

气；香菇能改善产妇气血虚弱、纳少食积问题；豆腐能减少自由基对产后身体修补的障碍。

♥炒三色瑶柱

护肝排毒 + 有益消化

原料： 瑶柱 200 克，玉米笋 30 克，芥蓝 50 克，枸杞子、老姜各 20 克，酒、橄榄油各 1 大匙，香油 1 小匙，酱油 2 小匙。

做法： ❶ 将所有原料洗净、沥干；玉米笋、老姜切片；芥蓝切段。

❷ 酒、老姜和 2 大匙的水倒入锅中，再汆烫瑶柱，备用。

❸ 将橄榄油、芥蓝、玉米笋和 2 大匙的水加入热油锅中略炒，再加入瑶柱、枸杞子及其他调味料，搅拌均匀后即可食用。

功效： 瑶柱有助解毒，能保护肝脏；枸杞子同样具有排毒作用；芥蓝和玉米笋富含膳食纤维，能将体内代谢废物排出体外，改善消化功能。

♥芥菜蒸鳕鱼

强健骨骼 + 预防心血管疾病

原料： 鳕鱼 300 克，芥菜 50 克，红甜椒、老姜各 20 克，香油 2 小匙，酱油

1 小匙，胡椒粉 1/4 小匙，料酒 1/2 小匙。

做法： ❶ 将所有原料洗净、沥干；鳕鱼加调料后腌 5 分钟；老姜、红甜椒切丝。

❷ 芥菜末铺在盘底，摆上鳕鱼，再撒上姜丝、红甜椒丝。

❸ 放入蒸笼，蒸 10 分钟左右即可食用。

功效： 鳕鱼肉含水量高，维生素 D 极高，但脂肪含量极少，并有甘氨酸、谷氨酸等氨基酸，对预防心脑血管疾病及骨质疏松有很好的作用。

♥红豆蒸乌鸡

补血强心 + 催乳

原料： 红豆 120 克，乌骨鸡 300 克，荷兰豆少许，盐 1/4 小匙，黄酒 1/3 小匙。

做法： ❶ 红豆泡水 3 小时，再沥干，备用。

❷ 乌骨鸡洗净后切块，加盐腌一会儿。

❸ 红豆铺在碗底，摆上乌骨鸡块，淋上黄酒，再加入荷兰豆。

❹ 用蒸锅大火蒸 3 小时后即可食用。

功效： 乌骨鸡富含多种人体必需矿物

质和氨基酸，能补充营养、增强体力；红豆可补血消炎、强心利尿，并

能促进乳汁分泌。

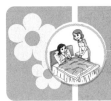

第 七 节
养生饮品

❤️红枣枸杞茶

帮助消化 + 代谢排毒

原料：枸杞子15克，红枣12颗。

做法：❶将红枣洗净，在表面划2刀；枸杞子用水浸泡后洗净。

❷红枣和枸杞子同放入锅中，再加3杯水，用大火煮沸后转为小火煮20分钟。

功效：枸杞子具有排毒功能，能将体内废物排出体外；红枣可补血、安神，保护肠胃。这道茶能改善产妇的消化功能。

❤️木耳益母茶

改善酸软 + 有助子宫复原

原料：益母草50克，黑木耳15克，

红糖2小匙。

做法：❶将所有原料洗净、沥干，备用。

❷取1500毫升的水倒入汤锅中，加入黑木耳和益母草煮20分钟。

❸过滤掉食材后盛入杯中，加入红糖调味。

功效：益母草能兴奋子宫，增强子宫收缩力，提高其收缩率和紧张度；黑木耳对贫血、腰腿酸软有很好的作用。

❤️黑豆蜜茶

修复伤口 + 滋阴补肾

原料：黑豆100克，蜂蜜1大匙。

做法：❶将黑豆洗净，干炒至皮裂为止。

②倒 3 杯水至锅中，煮沸后加入黑豆，再用小火煮 15 分钟左右。

③待颜色变深后，熄火焖一会儿，滤去豆渣加入蜂蜜即可饮用。

功效：黑豆富含叶酸、蛋白质、维生素 B_1，具有活血利水的作用，能促进伤口愈合和血液循环。这道茶能帮助消化，改善产妇水肿问题。

♥牛蒡姜茶

利尿消肿 + 祛寒补虚

原料：牛蒡 1 根，枸杞子 10 克，老姜 1 片。

做法：①牛蒡洗净、去皮、切片；枸杞子洗净、泡水。

②将枸杞子、老姜片和牛蒡片同入锅中，倒入 3 杯水，用小火煮 20 分钟。

③滤掉食材后即可饮用。

功效：枸杞子具有明目、止渴、补虚等功效；姜能够温热身体，增强肠胃功能；牛蒡具有利尿的功效。水肿、消化不良的产妇可多喝。

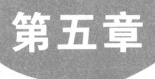

第五章

产后第二周：
催乳强筋，缓解腰背疼痛

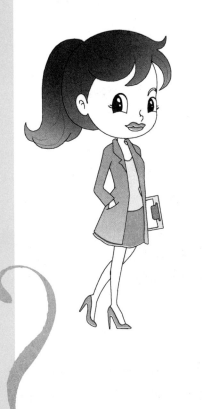

产后第二周，食疗调理应该逐步增加钙的摄取，以强化筋骨，预防产后腰酸背痛等后遗症。这个阶段，是泌乳激素分泌的旺盛时期，选择哺乳的产妇应该多吃一些具有催乳作用的食物，从而促进乳汁分泌。

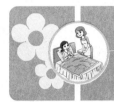

第一节
新妈咪生活细节注意点

 读产后子宫恢复的密码

在怀孕期间，子宫为了容纳胎儿，体积增大、子宫壁变厚、血液供应量增多等，发生了巨大的变化。而分娩后，子宫开始逐步恢复原貌，通常需要4~6周的时间，6~8周后才能完全愈合。

1. 子宫恢复的三个方面

子宫的恢复，包括子宫体的复原、子宫颈的复原和子宫内膜的复原三个方面。任何部分恢复得不好，都会对新妈咪的身体产生影响。

（1）子宫体会收缩至原来大小，逐步降入盆骨腔内。

（2）分娩刚结束时，由于充血、水肿，宫颈变得十分柔软，宫颈壁很薄，皱得如同皱纹纸。分娩后7~10天，宫颈内口会关闭，开始进行"内部修复"。直到产后4周左右，宫颈才会逐步恢复正常。

（3）分娩后，胎膜和胎盘会与子宫壁完全分离，在子宫内膜的底层会再生出一层新的子宫内膜。产后10天左右，除了胎盘附着面外，其他部分的子宫腔会被新的内膜所覆盖。

2. 判断子宫恢复的指标

（1）观察子宫底高度。通过子宫底，可以非常直接地判断子宫恢复得好还是不好。如果恢复状况良好的话，在生完宝宝时便可以从肚脐处摸到。以后，子宫底每天下降1~2厘米，2周左右即可进入盆腔，与趾骨联合处水平。

然后，就摸不到子宫了，除非是长了子宫肌瘤。

（2）观察恶露。正常情况下，恶露的颜色从鲜红、暗红，到深黑、淡红色，直至无色。如果出现恶露多，且淋漓不尽，就要警惕子宫收缩不良或者伤口出血；如果恶露不绝，多数表明子宫腔内还有部分胎膜和胎盘的残留；如果恶露有臭味，且身体发热、下腹痛、压痛时，可能胎盘剥离面上有炎症，引起子宫肌炎或子宫内膜炎。在产后 6 周检查时，如果子宫还没恢复正常大小，且有压痛感，需要及时就诊。

3. 促进子宫收缩的方法

（1）刺激乳头，能帮助子宫收缩。研究表明，宝宝吸吮母乳能刺激子宫收缩。很多人会好奇：没有哺乳的新妈咪如何才能促进子宫收缩呢？其实，子宫收缩的生理原理是一定的。刺激乳头，会使人体产生子宫收缩素，因此，热敷乳房或者按摩乳房依然会有同样的效果。当然，这些都是使用物理的方式来促进子宫收缩。

（2）腹壁按摩子宫法。一只手按压趾骨联合处上方，使子宫抬起；另一只手置于子宫底部，拇指在前壁，其余四指放于后壁，有节奏且均匀地按摩子宫底。

（3）腹壁—阴道按摩子宫法。一只手握拳放于阴道前穹窿，顶住子宫前壁，另一只手自腹部按压子宫后壁，让子宫体前屈，双手相对紧压子宫，并作按摩。必要的时候，另一人将手放于趾骨联合上缘，按压下腹正中位置，慢慢将子宫上推。按压到子宫收缩至正常状态，并能保持住为止。

注意按摩时手的力量，同时要注意子宫的硬度、子宫底的高度以及阴道流血量，谨防产后出血。

（4）骨盆运动。锻炼骨盆韧带、肌肉，能有效预防和改善骨盆腔松弛、尿失禁、子宫脱垂等问题，有利于子宫恢复。锻炼后，还能使血流更为顺畅，加速身体痊愈。

具体的操作方法为：感觉有尿意时，突然停止，会引起会阴处肌肉群和肛门口的收缩。当这种动作运用熟练后，可运用于日常生活中。每天至少练习 3 次，每次 10～20 个动作，建议持续 2 个月到半年的时间。

（5）适度饮用红糖水。红糖具有化食解痛、健脾暖胃、益气补中的功效，还能活血化瘀。因此，产后喝红糖水能帮助子宫收缩、复原以及恶露的排出。值得注意的是，不可长期饮用红糖水，否则会增加恶露排出量。以产后 7～10 天喝红糖水较为适宜。

（6）子宫收缩剂。子宫收缩剂能够引导子宫排血收缩，当出现产后出血过多时，可以使用子宫收缩剂，其作用发挥得比较快。

（7）生化汤。生化汤具有补血、化瘀的功效，化掉的瘀血流出来，子宫便会收缩。因此，生化汤更加适合产褥期时食用。当然，最好听从医生的建议，不要盲目食用。

4. 阻碍子宫复原的"宿敌"

分娩过后，子宫会恢复到正常大小，是人体的自动机制。但是，也有一些特殊的情况，会干扰子宫的正常修复。作为新妈咪，要注意了解这些情况，以便能够及时预防和诊治。

（1）产后排尿不畅，膀胱过度充盈，会使子宫不能下降至盆腔。

（2）胎膜或者胎盘剥离不完整，残留在子宫腔内，会出现持续出血，甚至可能大量出血。

（3）产后 1 周左右，子宫脱膜会脱落，倘若脱落不完全的话，会引起晚期产后出血。

（4）如果产后护理不当，会引起子宫或盆腔感染，也会长期出血。

（5）子宫过度后屈，不利于恶露的排出。

认识乳头内陷及其应对方法

1. 乳头内陷的分类

乳头内陷，指的是乳头不突出于乳晕表面，甚至完全凹陷于乳晕表面。按照轻重程度，乳头内陷分为以下三类：

（1）第一类为部分乳头内陷，有乳头颈部，能被轻易挤出，挤出后的乳头与普通人大小相似。

（2）第二类为乳头完全沉没于乳晕表面中，用手可以挤出乳头，乳头较小，很多并无乳头颈部。

（3）第三类为乳头完全埋于乳晕下方，无法使内陷乳头挤出。

② 乳头内陷的影响

产后乳头内陷，极易导致宝宝吃奶时含不到乳头，造成母乳喂养困难。

③ 应对乳头内陷的策略

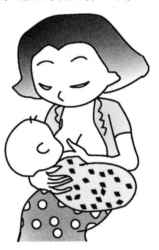

如果乳头稍微有些扁，则不用担心哺乳的问题，只要按照以下方法喂养宝宝即可：喂乳前，将乳头轻轻拉出，送入宝宝口中，待其含住乳头并能吸吮后，再将手抽出。

倘若乳头内陷较为严重，整个窝进乳房里面，用手使劲拉才能拉出，此时可不必强行拉拽乳头。经尝试后确实不能哺乳者，应尽早回乳，避免发生急性乳腺炎。

预防及应对乳头皲裂的方法

① 乳头皲裂的原因及其危害

通常来说，乳头皲裂多数是由于喂养姿势不正确而造成的。宝宝没有把乳晕含到嘴内，仅把乳头放到口中，用嘴摩擦乳头的皮肤，持续下去会使乳头皮肤发生皲裂。细菌经乳头裂口进入乳房，容易导致乳腺炎。另外，由于乳头破损，喂乳后新妈咪会感到乳房疼痛而不敢喂乳，容易导致乳汁淤积。

2. 合理预防乳头皲裂

预防乳头皲裂，应留意喂奶时是否感到疼痛。此时，乳头虽然没有破裂，但只要出现疼痛的现象，就要引起注意。即使发生了轻微皲裂，也不要停止哺乳，在喂奶前可进行乳房按摩。先喂乳头没有皲裂的一侧，再喂乳头有皲裂的一侧，采用正确的哺乳姿势。

3. 应对乳头皲裂的方法

新妈咪不要忽视乳头皲裂的严重性，从而延误了治疗时机。如果乳头皲裂严重，应该及时就诊。可在乳头上方涂抹复方安息香酸酊，再涂己烯雌酚磺胺油膏，间隔 2~3 小时擦一次，比单纯用抗生素的效果好。

喂乳后，用乳汁涂抹皲裂部位，局部可用 1% 的复方安息香酸酊或者 10% 的鱼肝油剂涂抹，哺乳前洗净。如果皲裂严重，可选择戴上乳头罩间接哺乳，或将奶挤出用奶瓶喂给宝宝吃。

下面，推荐几种改善乳头皲裂的偏方。

（1）珠黄散适量，敷于皲裂处。

（2）鲜荸荠适量，炒熟后研为细末，敷于乳头上。

（3）橄榄核仁适量，烧成炭灰状，研为细末后再用香油调匀，涂抹于患处。

（4）南瓜蒂适量，晒干后烧成炭灰状，研成细末，再用香油调匀，敷于患处。

（5）荸荠 5 个，冰片 0.3 克，将荸荠捣烂，再用纱布挤汁，放入冰片调匀，涂抹于患处。

促进乳汁分泌的方法

1. 促进乳汁分泌的细节

（1）让宝宝经常吸吮是促进乳汁分泌的最好方法。正常情况下，一开始的时候，新妈咪并不能分泌很多乳汁，而是在宝宝吸吮的过程中逐步增多的。

（2）如果宝宝吸吮能力较弱，可以让别的宝宝或者新爸爸协助吸吮刺激乳房。

（3）保持睡眠充足，合理起居，不要过度劳累。

（4）注重饮食营养均衡，可多喝些汤汁类的补品。

② 催乳的明星食物

（1）猪蹄。猪蹄富含大分子胶原蛋白，能增强皮肤韧性和弹性，还能补血通乳，是较为常见的催乳食材。

（2）乌鸡。乌鸡中含有 10 种氨基酸，烟酸、维生素 B_2、维生素 E 的含量很高，但脂肪和胆固醇的含量很少。乌鸡的滋补药用价值很高，其富含的黑色素具有养血、补肾、滋阴、益肝、填精、补虚、退热等功效。

（3）奶类及其制品。丰富的钙质对新妈咪和宝宝十分有益，能有效预防佝偻病。

（4）鱼类。鱼类营养十分丰富，能通脉催乳。尤其是鲫鱼和鲤鱼，清蒸、炖汤或者红烧的效果都很棒。

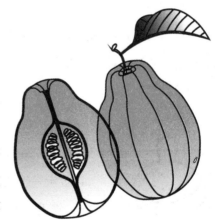

（5）木瓜。木瓜性温，不寒不燥。木瓜中含有一种木瓜素，具有高度分解蛋白质的能力，能在短时间内将蛋类、鱼肉等食物分解为人体易吸收的成分，直接刺激母体乳腺的分泌。乳汁稀少或者乳汁不下，可将木瓜与鱼同炖后食用。

③ 乳房按摩法

（1）双手将乳房从下向上托起。

（2）从乳房两边向内侧推。

（3）从乳房下面沿着对角线方向向上提捏。

（4）双手放于肩上，如同蝴蝶的翅膀，再进行内外旋转。

（5）顺时针按揉手腕内侧中心的内关穴 20 次。

（6）顺时针按揉手腕外侧中心的外关穴 20 次。

（7）一只手的拇指按压另一只手小指上的前谷穴（外侧）20 次。

（8）用食指刺激乳房之间的膻中穴，按压 20 次。

（9）用手指刺激乳房下端的乳根穴，旋转 20 次。

奶 何为宝宝挑选奶瓶

奶瓶是每一个宝宝出生后的必备品。尽管母乳喂养是喂养宝宝的最好方法，但有时候母乳分泌不足，就需要为宝宝添加配方奶，而奶瓶是必备的。

1. 树脂奶瓶和玻璃奶瓶

PC 树脂奶瓶和玻璃奶瓶是最常见的奶瓶，两者各有利弊，都应该准备两套。PC 树脂奶瓶不易损坏，方便携带宝宝外出时使用，也适合大一点的宝宝自己使用。缺点是透明度差，反复消毒后耐用性就不如玻璃奶瓶了。玻璃奶瓶适合蒸煮消毒，无毒无异味，不易变形，透明度高。缺点是易摔碎，不方便保管。

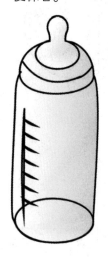

2. 注意奶瓶的容量

以宝宝一次能喝的奶粉量为标准，奶瓶通常分为 120 毫升、160 毫升、200 毫升、240 毫升 4 种容量，可以根据宝宝的食量进行挑选。一般而言，不满 1 个月宝宝的哺乳量 1 次为 100 ~ 120 毫升，1 个月以上宝宝的哺乳量为 120 ~ 200 毫升。

处于经济实惠的考虑，很多新妈咪会选择 240 毫升的大奶瓶，但也有些新妈咪认为，如果一开始就用大奶瓶，不知不觉就会喂多了。通常来说，可以准备 2 个 120 毫升的奶瓶和 2 个 240 毫升的奶瓶。

何为宝宝挑选奶嘴

1. 奶嘴的材料

目前，市场上有乳胶和硅胶两种材质的奶嘴。乳胶奶嘴富有弹性，柔软性强，与新妈咪乳头相似，但有些微的橡胶味，易变性。硅胶奶嘴不易老化，没有橡胶的异味，但质感不如乳胶奶嘴柔软，宝宝可能不愿接受。在日常生活中，硅酮树脂奶嘴是比较常用的，看上去清澈透明，具有较强的抗热和抗湿性能，即使消毒时间过长，也不会出现烂糊的现象。

2. 奶嘴的形状

奶嘴的形状有圆筒形和拇指大小核形两种。圆形奶嘴与新妈咪的乳头相仿，易使宝宝产生亲近感，大小也比较合适；核形奶嘴根据口腔学原理而开发，是新妈咪乳头的变形。

3. 奶嘴的型号

基于宝宝的需求，奶嘴的生产型号分为婴儿时期的 S、M 和辅食期的 L、XL 四种。第 1 阶段为出生后 1 ~ 2 个月，第 2 阶段为出生后 3 ~ 6 个月，第 3 阶段为出生后 7 ~ 18 个月。

4. 奶嘴的孔眼

不同的阶段，宝宝的饮食会有所变化。因此，奶嘴的孔眼也会有不同的形状，有"O、－、Y、＋"等形状。

一般来说，新生宝宝都使用"O"形孔眼的奶嘴；"＋"形孔眼的奶嘴适合需要大力吸吮的配方奶、米粉等粗颗粒的饮品，适合 2 ~ 6 个月的宝宝使用；"－"形孔眼的奶嘴适合 6 个月以上的宝宝，主要用于吸吮米糊、果汁、麦片等粗颗粒饮品；"Y"形孔眼的奶嘴适合 6 个月以上的宝宝，用于吸吮菜汤、果蔬汁等较为浓稠的辅食。月龄较小的宝宝选择小一点的奶嘴；月龄大的宝宝吸吮能力逐步增强，可以选择大一点的奶嘴。

那么，如何才能知道奶孔的大小是否适中呢？往奶瓶中加水，将奶瓶倒过来，注意观察水的流量。通常来说，大小适中的奶孔水成点滴状，奶孔过大，水会成线柱状。

 # 何为奶瓶、奶嘴清洗和消毒

奶瓶关系到宝宝的饮食安全，务必要及时清洗和消毒。通常情况下，为宝宝喂完奶后，要立即清洗奶瓶，避免瓶身残留的油脂变得更为黏腻，不好清洗。

1. 清洗奶嘴的方法

清洗奶嘴时，先把奶嘴翻过来，用奶嘴刷仔细清洗。由于靠近奶嘴孔的地方较薄，避免其裂口，要十分小心。注意清洗干净奶嘴孔里的奶垢，保证出奶孔通畅。

2. 清洗奶瓶的方法

首先，要将奶瓶里残余的奶液倒掉，用流动的清水冲洗，倒入清洗液，将奶瓶的各个角落清洗干净。一般来说，奶瓶 4～6 个月就要更新一次。

3. 奶瓶、奶嘴的消毒方法

（1）煮沸消毒：准备一个不锈钢的煮锅，装满冷水，要完全覆盖奶具。将奶嘴和奶瓶盖取下，奶瓶放入锅里，煮沸；煮沸 5 分钟后，再放入奶嘴、瓶盖等，3～5 分钟后关火。值得注意的是，给奶瓶消毒时，要注意奶瓶上的耐温提示。

（2）电动蒸汽锅消毒：具体的消毒方法按照说明书来操作就可以了。

确使用吸奶器

1. 科学选择吸奶器

（1）国际母乳会建议不要使用橡胶圆球的吸奶器，而是选择根据自身需求可以自由、细微地调整压力大小的手动或电动吸奶器。

（2）根据自己的罩杯选择适合自己的。

（3）考虑吸力，避免使用时乳头出现疼痛感。

2. 使用吸奶器的方法

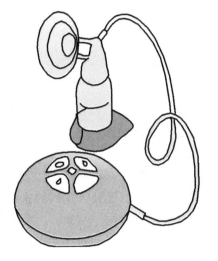

（1）吸奶前，用熏蒸过的毛巾温暖乳房。

（2）自乳房外围向乳头方向按摩乳房，并用食指触碰乳头前端敏感处，刺激乳汁分泌。

（3）根据自身情况调整吸力进行吸奶，时间控制在 10～20 分钟。

（4）乳头或者乳房发生疼痛时停止吸奶。

3. 使用吸奶器的注意事项

煮沸消毒时，水量要足够，避免吸奶器因接触锅底或者锅沿而导致变形。使用过程中，如果发现吸奶器有破损，应及时更换，最好每次将乳汁全部吸出。

4. 解冻母乳的注意事项

在解冻母乳时，最好将冷冻的母乳放在常温下解冻，等到母乳完全化开，轻轻地摇匀，再用温奶器加热；可以将其放进流动的水中，千万不要放在火上或者微波炉内加热，避免破坏营养成分。温热后的奶不要再冷冻。

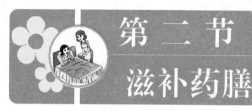

第二节
滋补药膳

❤️阿胶炖牛腩

补充元气 + 强筋健骨

原料：牛腩 100 克，老姜 4 片，胡萝卜、淮山各 50 克，阿胶 20 克，巴戟天 10 克，续断 6 克，红枣 6 颗，油、米酒各 2 大匙，香油 1 小匙，橄榄油 1 小匙，盐 1/2 小匙。

做法：❶将所有原料洗净、沥干；续断、红枣、巴戟天放入纱布袋；牛腩、胡萝卜切块、汆烫。

❷阿胶、牛腩、纱布袋和 4 杯水一起煮开，再用小火煮 40 分钟，捞出牛腩，滤渣。

❸将橄榄油倒入热油锅中，爆香姜片，再加入淮山、牛腩、胡萝卜、盐、米酒和药汁，煮 10 分钟后淋上香油。

功效：牛腩富含铁和蛋白质，营养价值很高；阿胶具有促进造血、细胞再生、抗疲劳、增加钙质等功效。这道药膳能缓解四肢及腰背酸痛、补气血。

❤️山药红枣炖羊肉

促进血液循环 + 增强免疫力

原料：羊肉块 300 克，山药 100 克，红枣 20 克，桂圆 30 克，酒 1 小匙，盐 1/4 小匙。

做法：❶将所有原料洗净、沥干；羊肉块汆烫后备用，红枣去核，山药切块。

❷将 2000 毫升的水倒入汤锅中，放入桂圆、红枣，煮至水开。

❸放入山药和羊肉块，待煮沸后转为小火续煮 2 小时。

❹加入盐、酒调味后即可食用。

功效：山药能促进血液循环；红枣具有安神、补血的功效；羊肉有温补作用，能补虚、促进血液循环、补肺肾气、疗虚劳。

♥桂圆童子鸡汤

改善健忘 + 安定情绪

原料：童子鸡 1 只，桂圆肉 25 克，酸枣仁 5 粒，何首乌 2 克，姜 3 片，葱 1 根，盐 1/2 小匙，米酒 1 小匙。

做法：❶将所有原料洗净、沥干；葱切成段；鸡汆烫，去除血水，洗净后放入瓦盅。

❷将其余原料全部放入瓦盅中，倒入 2 杯水，隔水蒸 1 小时后即可食用。

功效：桂圆肉与酸枣仁能安神、宁心，改善产妇情绪，帮助睡眠；何首乌具有养血补肾的功效。

♥黑枣鲫鱼汤

加快伤口复原 + 祛风解毒

原料：鲫鱼 300 克，黑枣、红枣数颗，老姜、黑豆各 30 克，盐 1/4 小匙。

做法：❶将所有原料洗净、沥干；黑豆泡水 2 小时；鲫鱼切块；老姜切片。

❷将 2000 毫升的水倒入汤锅中，加入红枣、黑枣、黑豆和老姜，煮沸。

❸加入鲫鱼块，煮沸后转小火煮 2 小时。

❹加入盐后即可食用。

功效：黑豆具有养阴补气、祛风解毒、活血利水等功效；黑枣能补益脾胃、补阴养血；鲫鱼富含蛋白质，可促进伤口复原、强化生理机能。

♥杜仲核桃炖鸭肉

利水消肿 + 改善腰膝酸痛

原料：鸭肉 300 克，杜仲 15 克，核桃 10 克，酒 1 小匙，盐 1/4 小匙。

做法：❶将所有原料洗净、沥干；鸭肉切成块后汆烫。

❷将 2000 毫升的水倒入汤锅中，再放入核桃和杜仲，煮至水沸。

❸再加入鸭肉块，煮滚后用小火煮 2 小时。

❹加入酒、盐调味后即可食用。

功效：杜仲含有特殊生物碱成分，能强筋骨、补肝肾；鸭肉能滋阴养胃、利水消肿及补虚劳。这道饮食能明显改善腰膝酸痛的症状。

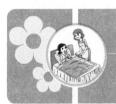

第三节
营养主食

♥芝麻山药饭

强筋健骨 + 修复肠胃

原料：黑芝麻 150 克，大米 120 克，山药 50 克，芹菜末少许。

做法：❶将所有食材洗净、沥干；山药去皮、切碎。

❷将黑芝麻放入干锅中炒熟。

❸芝麻、山药、大米和芹菜末放入锅中，再加入 120 毫升的水，煮熟。

❹将所有原料拌匀后即可食用。

功效：山药具有补气虚、益肾气和健脾胃等功效；芝麻能益肝肾、强筋骨、补肺气、润五脏和利大小便。这道饭有助于产后肠胃功能的恢复。

♥花肝寿司

补血益气 + 明目补肝

原料：猪肝 60 克，鸡肝 40 克，芝麻、姜末、枸杞子各 20 克，葱末 10

克，寿司海苔 1 张，米饭 1 碗，香油、酱油各 1 小匙，胡椒粉 1/4 小匙，糖 2 小匙，寿司醋 1 大匙。

做法：❶将猪肝、鸡肝切丁；米饭趁热与糖、寿司醋搅拌。爆香葱、姜，加入猪肝、鸡肝，与香油、酱油、胡椒粉炒熟。

❷海苔放于竹帘上，铺 1/2 醋饭、黑芝麻和枸杞子，盖上保鲜膜，反转过来；再铺 1/2 醋饭、炒熟的鸡肝、猪肝，卷起、切片即可食用。

功效：猪肝富含铁，能补益血气；鸡肝可明目、滋补肝肾；枸杞子具有明目益气、补肾养肝等功效，气血虚弱型贫血产妇食用效果更佳。

♥红枣鸡肉炒饭

补益五脏 + 温胃散寒

原料：鸡肉 300 克，大米 120 克，红枣 50 克，陈皮 10 克，盐 1/4 小匙，橄榄油 2 小匙，胡椒粉 1/6 小匙。

做法：❶将所有食材洗净、沥干；鸡肉切成块。

❷将橄榄油加热，放入鸡肉块稍炒。

❸加入 100 毫升的水、陈皮和红枣，煮沸后加入大米炒至水干。

❹加入盐、胡椒粉和适量的水，炒至干熟即可食用。

功效：陈皮具有温胃散寒、促进肠胃蠕动等功效；鸡肉含矿物质、蛋白质以及多种维生素，能补益五脏。这道饭能增进食欲，促进营养吸收。

三色海藻面

防治便秘 + 降低血压

原料：海藻面 140 克，小豆苗、玉米笋、小银鱼各 50 克，酱油、香油各 1 小匙，盐 1/6 小匙，胡椒粉 1/4 小匙。

做法：❶将所有原料洗净、沥干；玉米笋对切。

❷将 1000 毫升的水倒入汤锅中，煮沸后放入海藻面，煮熟后沥干面条，备用。

❸将小豆苗、玉米笋和小银鱼放入锅中，煮熟。

❹加入调味料拌匀，倒入海藻面中即可食用。

功效：玉米笋和豆苗含膳食纤维，能帮助产妇修复肠道功能；海藻含有褐藻氨酸，能降压，海藻纤维也能防治便秘。

鲜味青蟹粥

修复组织 + 促进食欲

原料：青蟹 1 只，姜 4 片，葱 2 根，大米 1/2 杯，6 杯水，米酒 2 大匙，陈醋 2 小匙，盐 1 小匙。

做法：❶将所有原料洗净、沥干；青蟹去鳃，取蟹肉和蟹黄；大米泡水 20 分钟；姜、葱切末。

❷倒入适量水，将大米煮成粥。

❸将蟹肉、蟹黄、盐和米酒放入锅中，煮至熟。最后放入葱、姜末和陈醋，略煮后即可食用。

功效：青蟹肉富含锌，有利于细胞发挥正常功能；这道粥美味可口、易消化，还能刺激食欲，对产妇身体组织的修复有好处。

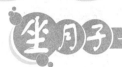

坐月子——调养体质的健康秘笈

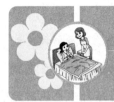

第四节 高纤蔬食

花菇炒菠菜

美肤靓颜 + 增强免疫力

原料：菠菜400克，花菇20克，姜30克，水2大匙，橄榄油2小匙，盐1/4小匙。

做法：❶将所有食材洗净、沥干；花菇用水泡软，切成块；菠菜切段，姜切片。

❷爆香姜，再加入花菇炒香。

❸将菠菜、盐、水一起搅拌至熟即可食用。

功效：花菇富含膳食纤维和多糖物质，能增强免疫力，排出体内毒素；菠菜中的铁、β-胡萝卜素，有利于皮肤健康。

荷兰豆烩里脊肉

改善体质 + 呵护器官

原料：里脊肉、荷兰豆各100克，胡萝卜50克，白果20克，姜1片，水3大匙，盐、米酒和酱油各1/4小匙，水淀粉1小匙，香油1大匙。

做法：❶将所有原料洗净、沥干；里脊肉切成丝，用米酒和酱油腌一会儿；荷兰豆除筋；胡萝卜切丝。

❷将油烧热，爆香姜片，放入所有原料和盐稍炒一下，加适量的水，煮沸。

❸用水淀粉勾芡后即可食用。

功效：里脊肉富含多种营养成分，能保护器官，增强体力；荷兰豆含铁、磷、钙和蛋白质，具有利小便、理脾胃和分泌乳汁等功效。

清炒红凤菜

减轻腹痛 + 增强免疫力

原料：红凤菜200克，老姜2片，水1/4杯，盐1/4小匙，香油2小匙。

做法：❶将所有原料洗净、沥干；红凤菜去除老梗，姜片切成丝。

108

❷将香油烧热，爆香姜丝，加入红凤菜和水，炒熟。

❸加盐调味后即可食用。

功效：香油属性温热，能祛寒补虚；红凤菜含有丰富的维生素 A，具有造血功能，能增强免疫力。这道菜能有效改善产后腹痛。

豆皮炒圆白菜

延缓老化＋预防骨质疏松

原料：圆白菜 300 克，香菇、豆皮各 30 克，姜 20 克，枸杞适量，香油、绍酒各 1 小匙，植物油 2 小匙，盐1/4

小匙。

做法：❶将所有原料洗净、沥干；香菇、圆白菜切丝；豆皮泡软后切成段；姜切碎。

❷油烧热后爆香姜，倒入圆白菜，略炒。

❸加入豆皮、香菇、枸杞子和全部调味料，炒熟后即可食用。

功效：圆白菜能补骨髓，通脉络，保护关节，促进骨骼健康；豆皮富含钙与软磷脂，能延缓老化、预防骨质疏松。

第五节
点心甜品

红枣薏米粥

滋润皮肤＋健脾补气

原料：薏米 40 克，红枣 9 颗，大米 1/2 杯。

做法：❶将所有原料洗净；红枣去核；薏米泡水。

❷薏米、大米、红枣和 4 杯水同入锅

中，小火焖煮 45 分钟即可食用。

功效：薏米具有清热、健脾、利尿和促进子宫兴奋等功效；红枣能健脾养心、补气补血。

香烤红糖南瓜

排出恶露＋温润身体

原料：南瓜 300 克，砂糖 1 小匙，红

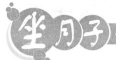

糖 1 大匙。

做法：❶南瓜洗净后去籽、切块，与砂糖、红糖混合。

❷用大火蒸 5 分钟，然后铺在烤盘上。

❸将调味料撒在南瓜上，放入烤箱，用180℃的温度烤上色即可食用。

功效：南瓜富含糖类和纤维质，能温润身体、益中补气；红糖能活血化瘀、温暖子宫，有利于排出恶露，尤其适合手脚冰冷者食用。

豆沙山药饼

预防水肿 + 加速血液循环

原料：山药、低筋面粉各100克，红豆沙50克，枸杞子20克，鸡蛋1枚。

做法：❶将所有原料洗净、沥干；枸杞子泡水，打汁过滤；山药去皮后蒸熟，用刀背压成泥；鸡蛋打散。

❷将山药泥、红豆沙放入不粘锅中，用小火炒均匀。

❸将枸杞子、鸡蛋和低筋面粉一起拌匀，做成面皮后用平底锅煎熟。

❹将❷的料放在❸的面皮上，用不粘锅煎上色即可食用。

功效：红豆含有多种营养成分和膳食纤维，有利尿作用，能改善水肿、

增强体力；山药含黏胶质和淀粉酶，能促进血液循环，帮助消化。

香煎红豆甜糕

御寒滋补 + 恢复活力

原料：红豆年糕300克，面粉10克，馄饨皮 10 张，橄榄油 1 大匙。

做法：❶将红豆年糕切成条；面粉中加少许水，搅至糊状。

❷将红豆年糕放入馄饨皮中间，卷起来，用面糊封口。

❸待橄榄油烧熟后，放入❷的馄饨皮，煎至金黄即可食用。

功效：年糕由糯米制成，含有的 B 族维生素能帮助恢复体力、增进食欲，具有御寒滋补的功效，但肠胃不佳者少吃，避免造成腹胀不适。

香甜燕麦浆

强身健体 + 健脾开胃

原料：燕麦、小麦各50克，砂糖1大匙。

做法：❶将小麦洗净，浸湿，平铺于容器内保温，间断性浇水，培育小麦胚芽；燕麦洗净，用水浸泡3小时。

❷将小麦胚芽与燕麦放入食物调理机中，加1杯水，打成麦浆。

❸将麦浆倒入锅中，加 2 杯水，煮沸后加入砂糖即可食用。

功效：燕麦具有利水、消炎、镇痛等功效；小麦胚芽含多种氨基酸，还能开胃健脾。

第六节
元气食谱

♥高钙蒸蛋

> 消除酸痛 + 强健骨骼

原料：猪骨髓 200 克，榨菜 10 克，鸡蛋 2 枚，高汤 1 杯，盐 1/4 小匙，米酒 1 小匙。

做法：❶将所有原料洗净、沥干；榨菜切成片。

❷鸡蛋打入碗中，加入高汤、米酒和盐搅拌，再加入榨菜和猪骨髓，用保鲜膜封好碗口。

❸用蒸锅蒸 10 分钟左右。

功效：鸡蛋富含氨基酸，能为产妇补充体力；猪骨髓富含钙，可预防骨质疏松。这道菜能改善腰酸腿软等症状，加速产妇恢复体力。

♥银鱼汤

> 祛寒解毒 + 健脾益胃

原料：银鱼 50 克，香菜 20 克，姜 3 片，水 3 杯，橄榄油 2 小匙，盐 1/2 小匙。

做法：❶将所有原料洗净、沥干。

❷将橄榄油烧热，爆香姜片，再加入银鱼煎香。

❸将适量水倒入汤锅中煮沸，用小火煮 30 分钟，加入香菜和盐调味即可食用。

功效：姜能解毒、温胃、祛寒；香菜可理气健胃；银鱼具有催乳和健脾益胃等功效。

♥清蒸鲈鱼

补充元气 + 安定情绪

原料：鲈鱼1小条，枸杞子8克，鲜香菇2朵，姜3片，葱1根，盐1小匙，米酒1小匙。

做法：①将所有原料洗净、沥干；用盐和米酒腌一下鲈鱼；葱、姜和香菇切丝。

②将鲈鱼放入蒸盘中，加入姜丝、枸杞子和香菇丝，蒸熟后放入葱丝即可食用。

功效：枸杞子有安神的作用；鲈鱼富含矿物质、蛋白质和多种维生素，具有很好的滋补效果。这道菜能帮产妇稳定不安情绪，加速身体恢复。

♥腰果炒虾仁

预防酸痛 + 补充乳汁

原料：虾仁100克，生腰果30克，鸡蛋1枚，姜2片，葱1根，米酒、淀粉各2/3小匙，橄榄油1大匙。

做法：①鸡蛋取出蛋清；虾仁去肠泥，洗净后沥干，加入淀粉、米酒和蛋清腌20分钟；葱切成段。

②将油锅烧热，加入腰果后，用小火炒至变色，捞出；放入虾仁过油，捞出。

③爆香姜、葱，再加入其他原料，炒匀后即可食用。

功效：腰果富含不饱和脂肪酸，是制造母乳的优质来源；虾仁富含矿物质、蛋白质，能强健身体。这道菜肴能改善腰酸无力等问题。

♥花生猪蹄汤

催乳补血 + 促进血液循环

原料：猪前蹄1只，花生100克，老姜5片，葱3根，盐1小匙，米酒1大匙。

做法：①猪前蹄去毛后切块，用沸水汆烫，捞出后洗净；葱洗净后切段。

②将所有原料、8杯水和米酒放入锅中，炖煮1小时，至猪蹄煮烂为止。

③用盐调味后即可食用。

功效：猪蹄富含胶质，能促进母乳分泌；花生富含人体必需的不饱和脂肪酸和氨基酸，可补充气血。这道汤品催乳效果明显。

♥奶香猪肚汤

增进食欲 + 健脾开胃

原料：猪肚400克，牛奶200毫升，姜50克，四季豆、胡萝卜各30克，香油 1/2 小匙，盐 1/4 小匙。

做法：❶将所有原料洗净、沥干；四季豆除茎、切段；胡萝卜去皮、切丝；姜切成块，猪肚汆烫。

❷将姜、猪肚和足量的水放入汤锅中煮沸，再用小火焖 2 小时。然后取出猪肚，沥干后切成条。

❸将牛奶和 700 毫升的水放入汤锅中煮沸，再加入所有原料煮沸后即可食用。

功效：胡萝卜能促进血液循环；猪肝具有养血生血、健脾开胃等作用；牛奶可健脾胃、补虚损。这道汤品尤其适合气血不足和食欲缺乏者食用。

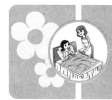

第七节
养生饮品

♥木耳红枣饮

帮助消化＋促进肠胃蠕动

原料：黑木耳、红枣各 20 克，冰糖 1 大匙。

做法：❶将所有食材洗净、沥干；黑木耳切碎。

❷将 1500 毫升的水放入汤锅中，煮沸。

❸加入红枣、黑木耳，滚煮 20 分钟后加入冰糖调味即可饮用。

功效：红枣富含果胶质和膳食纤维；黑木耳富含纤维，能促进肠胃蠕动。

这道饮品尤其适合肠胃不适、消化不良者。

♥杜仲枸杞茶

修复组织＋强筋健骨

原料：杜仲、丹参各 20 克，枸杞子 10 克。

做法：❶杜仲、丹参打碎，放入纱布袋中。

❷将枸杞子与纱布袋放入保温杯中，冲入 3 杯开水，焖 20 分钟后即可饮用。

功效：杜仲含有生物碱、杜仲胶，能

强健筋骨；丹参能促进组织修复；枸杞子具有止渴、补虚、明目等功效。这道茶饮能改善腰酸背痛现象。

保护肝脏、提高免疫力，而猪皮含有丰富的胶原蛋白，能够加快产妇肌肤组织重建。

♥红枣猪皮饮

修复组织 + 对抗过敏

原料：猪皮 100 克，红枣 10 克，冰糖 1 大匙。

做法：❶ 将所有食材洗净、沥干；猪皮切成片。

❷ 将 1500 毫升的水加入汤锅中，煮沸。

❸ 加入猪皮、红枣，滚煮 20 分钟，再加入冰糖调味即可饮用。

功效：红枣能够抗过敏、镇静安神、

♥玫瑰花茶

养颜美容 + 活血散瘀

原料：玫瑰花 30 克，话梅 6 颗，甘草 3 片，蜂蜜 1 大匙。

做法：❶ 将所有原料放入杯中。

❷ 加入 2 杯开水，焖 15 分钟左右。

❸ 加入蜂蜜调匀后即可饮用。

功效：蜂蜜富含矿物质、氨基酸和维生素，营养价值很高；玫瑰花性温，具有提神、平肝气、和血行血等功效。

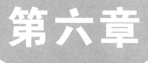

第六章

产后第三周：
滋补元气，保持愉快心情

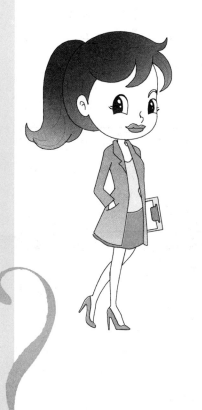

到了第三周，产妇的生理机能已大致得到恢复，除了补气、补血外，还要对某些生理症状展开重点恢复及食补。在这个阶段，重点调理出现的症状，逐步改善体质，为恢复往日风采奠定良好的基础。

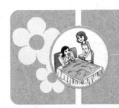

第一节
新妈咪应学会自我护理

会预防和应对子宫脱垂

1. 什么是子宫脱垂

正是由于骨盆底部的肌肉、筋膜和子宫上韧带的共同支持，才使得子宫能够保持于膀胱和直肠之间的正常位置。当这些组织发生了损伤后，子宫便会沿着阴道向下脱出，甚至于降出阴道之外，这就是子宫脱垂。

一般来说，子宫脱垂的程度分为 3 种。

表 6-1　子宫脱垂及其体征

脱垂程度		体征	是否需要治疗
Ⅰ度		子宫下移，子宫颈还在阴道口内	无须治疗，注意休息便能恢复
Ⅱ度	轻Ⅱ度	宫颈与部分宫体及阴道前壁大部分或者全部翻脱出阴道口外	须手术治疗
	重Ⅱ度		
Ⅲ度		整个子宫体与宫颈以及全部阴道前壁和部分阴道后壁都翻脱出阴道口外	须手术治疗

当子宫脱垂时，新妈咪会感到阴道内有球样的东西脱出，并可能出现尿失禁。在直肠膨出明显时，会出现下坠感、腰酸等症状，下蹲或走路时会十分明显。

2 造成子宫脱垂的原因

（1）分娩时造成的宫颈、宫颈主韧带与子宫骶韧带损伤或者分娩后支持组织未能正常恢复，是造成子宫脱垂的主要原因。所以，难产的新妈咪很容易出现子宫脱垂。

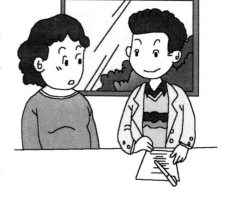

（2）产后经常便秘、咳嗽，使得腹压增加，也会造成子宫脱垂。

（3）产后喜欢仰卧，还易并发慢性尿潴留，子宫易成后位，子宫轴同阴道轴方向一致，当腹压增加时，子宫便会沿着阴道方向下降而造成脱垂。

（4）产后过早从事重体力活动，会引起子宫脱垂。

3 预防子宫脱垂的策略

（1）产后如果产道或者盆底肌发生损伤，应该及时进行修复治疗。

（2）注意产后休息，避免久蹲、久坐和久站，禁忌挑重担，手提或者肩背重物。适当地下床进行一些活动，不要长时间仰卧在床，以免还在恢复中的子宫韧带变得松弛。

（3）防治便秘、慢性气管炎等慢性病。

4 应对子宫脱垂的办法

（1）轻度的子宫脱垂，如果没有排尿、排便时的相关症状，完全可以进行保守治疗。除了注意休息，还可以进行一些提肛肌收缩训练。

操作方法为：采取平仰卧位，双膝弯曲，两只脚靠近臀部，使足与肩胛支撑身体，将臀部从床上抬起，注意吸气，放下臀部时呼气；吸气时肛门用力收缩，呼吸时保持放松，如同排便结束时的动作。每天 2 ~ 3 次，每次连续 10 分钟左右。

（2）可以选择内服、中药外用或者针灸等方式进行综合治疗。

（3）对于重度子宫脱垂患者，必须及时住院治疗，听从专业医生的安排。

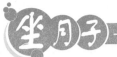

 识子宫内膜炎

1. 什么是子宫内膜炎?

子宫内膜炎是较为常见的产褥期常见病之一。细菌侵入并感染子宫内膜,即会引起子宫内膜炎。一般来说,大肠杆菌、葡萄球菌等常见细菌会引起子宫内膜炎。刚分娩的新妈咪身体十分虚弱,抵抗力很低,容易被细菌感染,十分容易患子宫内膜炎。根据发病速度和病情轻重,子宫内膜炎可以分为慢性和急性两种。

2. 引发子宫内膜炎的原因

表6-2 引发子宫内膜炎的原因

种类	症状	引发原因
急性子宫内膜炎	起病较急,有恶寒甚至寒战,发烧(38~40℃),脉搏加快,出汗,全身无力;下腹疼痛加剧,有下坠感,腰酸;有大量血性、脓性或水样白带,伴有臭味	怀孕及正常分娩的新妈咪通常不会感染子宫内膜炎,只有在机体免疫力与细菌失衡时才会导致感染;因此,孕前有生殖道炎症、胎膜早破,或分娩、剖宫产过程中有刮宫或助产等操作,或患贫血的新妈咪,应十分小心子宫内膜炎的发生
慢性子宫内膜炎	子宫出血或不规则月经;子宫变大,有触痛;白带增多;下腹痛或坠胀感;子宫周围组织增厚,有压痛感	可由急性子宫内膜炎发展而来,分娩后有少量胎盘残留或胎盘附着部复旧不全都会导致慢性子宫内膜炎

3. 预防及应对子宫内膜炎的策略

(1)急性子宫内膜炎。对于女性来说,要十分注意孕前和孕期生殖道的卫生,产后格外注意保持外阴清洁,每天清洗外阴,及时更换内裤,产褥期禁止性生活。注意饮食调节,注重休息,有利于子宫的恢复。值得注意的是,新妈咪要注意观察恶露气味、颜色和量的变化，倘若出现发热、腹痛、有大量分泌物时，要及时就诊。注意休息，卧床采取半卧位，以使炎性分泌物局限在盆腔最下部，有助于恶露的排出。

（2）慢性子宫内膜炎。一般来说，只要去除胎盘残留等引起子宫内膜炎的诱因，都能够逐渐恢复。

细心养护剖宫产术后疤痕

1. 剖宫产术后疤痕的特点

分娩后，采取剖宫产的新妈咪腹部会有伤口，而疤痕便是术后伤口处留下的痕迹，多为白色或灰白色，光滑、质地坚硬。在术后刀口结疤2～3周后，疤痕开始增生，局部会发红、发紫、变硬，逐步突出于皮肤表面。

疤痕增生期多为3个月至半年，纤维组织增生会逐步停止，疤痕开始变软变平。当颜色变成暗褐色时，疤痕开始出现瘙痒，以刺痒最为明显。尤其是在天气变化或者大量出汗时，会痒到抓破疤痕见血才肯罢休。

不过，年轻的新妈咪们不必过于担忧，疤痕的刺痒感会随着时间的逐步推移而自行消失。

2. 护理疤痕的注意事项

（1）术后刀口的痂不要急于揭下，过早揭痂会把还在修复阶段的表皮细胞带走，甚至撕脱真皮组织，可能会刺激伤口引发刺痒。

（2）可选择氟轻松、曲安西龙、地塞米松等外用药用于止痒。

（3）避免阳光直射，防止紫外线刺激引起色素沉着。

（4）注重调整饮食结构，多吃水果、瘦肉、肉皮

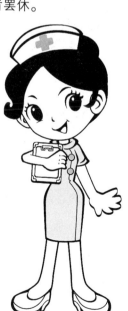

和鸡蛋等富含维生素 C、维生素 E 及人体必需氨基酸的食物。这些食物能促进血液循环，改善表皮的代谢功能。

（5）注意清洁疤痕处，及时擦去汗液，不要用手抓，也不要用衣服摩擦或者用热水烫洗，以免加剧局部刺激，引发进一步的刺痒。

月子"三宝"：姜、米酒、胡麻油

1. 姜

在中国传统饮食习惯中，新妈咪在产后会喝姜汤，因而姜也会被称为"月子姜"。一般来说，姜具有以下三个方面的作用。

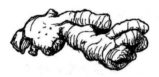

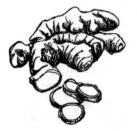

（1）增进食欲。姜能够散发出一种独特的气味，刺激人的食欲。新妈咪在产后脾胃消化功能不佳，经常会食欲不振，吃几片姜能起到增进食欲、调和百味的作用。

（2）活血化瘀。明朝医书《医学入门》说道："姜，产后必用者，以其能破血逐瘀也。"姜具有温经暖中、活血化瘀等功效，能帮助新妈咪排出恶露。

（3）驱除风寒。中医认为，姜性温，具有祛风散寒、发汗解表等功效。新妈咪在产后会气血亏虚，较易感染风寒，吃一点姜可以发汗、驱寒气，还能够温暖子宫。

当然，在食用时也要掌握一些基本的原则。

（1）适度。姜汤一般可连续喝 10 天左右，姜属于温性食物，能加速体内气血流通。过量食用的话，会增加体内的血性恶露，引发产后恶露不止。如果体内恶露突然变鲜红或者增多，应暂时停止喝姜汤。

（2）适量。可以每 2 天喝小半碗。

（3）适时。当体内恶露的颜色呈白色或者淡黄色时，可以吃一些姜。

2. 米酒

米酒主要由大米或糯米为原料发酵而成的，不但口感醇香，还含有丰富的氨基酸、维生素和葡萄糖等，能补血行气，改善新陈代谢，调理周身气血，还能通经活络，抵御寒邪入侵，是产妇产后调养的佳品。

产后喝米酒的方法很多，除了将米酒煮沸后直接饮用外，还可将米酒与鸡蛋、桂圆同煮，或者将米酒与肉类同煮，会使肉质更为鲜嫩，易于人体消化和吸收。最适合的做法是将米酒与红糖同煮，不但能够活血化瘀，促进体内恶露的排出，还能起到补血养血的作用，可以预防产后贫血。

值得注意的是，米酒中的酒精成分会抑制子宫收缩，继而影响到子宫的恢复，因而在产后1周内最好不要喝米酒。坐月子期间，要控制米酒的饮用量，过多的酒精会消耗体内的营养素，还会给肝脏、胰脏等造成一定的压力。

3. 胡麻油

在日常生活中，很多人误将胡麻油当成香油，其实这是两种完全不同的油。香油以芝麻为主要原料提炼而成的，而胡麻油是将胡麻籽炒制后低温烘焙而成的，是一种高级食用油，油质清澈，芳香浓郁。无论是点心还是菜肴，只要用胡麻油代替普通的食用油，其口感和风味都会好很多。

《本草纲目》记载，胡麻油具有润燥、止痛、解毒、消肿等功效。从中医的角度来看，胡麻油对人体的补益作用更为明显。现代营养学研究表明，胡麻油中富含维生素 E，具有美容养颜、抗衰健体等功效。同时，胡麻油中含有丰富的多元不饱和脂肪酸，可有效预防血管硬化。

胡麻油尤其适合新妈咪，不但能够加快子宫收缩，促进恶露排出，还能促进生殖系统的恢复，帮助剖宫产术后刀口的愈合。因此，不少新妈咪在坐月子期间会选择一瓶胡麻油备用。在我国台湾地区，胡麻油是月子餐中必不可少的材料。

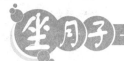
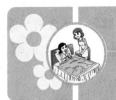

第二节
滋补药膳

♥人参炖猪心

消除疲劳 + 改善贫血

原料：猪心 1 个，人参 20 克，姜 3 片，盐 1 小匙，米酒 2 大匙。

做法：❶人参洗净；将猪心去除血块，洗净后填入人参片。

❷将猪心放入锅中，加入姜片、米酒和 4 杯水，炖煮 1 小时，直至猪心熟烂。

❸加入盐调味，盛出后切片即可食用。

功效：人参能够增进食欲，对抗疲劳，同时增强免疫功能；猪心富含蛋白质，可养心安神。这道菜能够抵抗衰老，增强生理机能。

♥猪肚四神汤

恢复体能 + 促进消化

原料：猪肚 500 克，四神药材 1 份，当归 2 片，盐 1 小匙，米酒 1 大匙。

做法：❶将猪肚放入沸水中氽烫，捞出后切成条状。

❷将猪肚放入锅中，倒入 5 杯水，煮 30 分钟。再加入四神药材和当归，用小火炖煮 1 小时，直至猪肚熟烂。

❸加入盐和米酒调味后即可食用。

功效：猪肚含有维生素 A、维生素 B_{12} 和铁，能改善贫血；四神药材中含有芡实、薏米、莲子和淮山，能促进蛋白质的消化和吸收，有助于恢复体力。

♥当归人参腰花汤

强筋健骨 + 消除疲劳

原料：猪腰 500 克，当归、人参各 15 克，枸杞子 10 克，盐 1 小匙，米酒 1 杯。

做法：❶将以上所有食材洗净、沥干；猪腰用刀划开后去除腰臊，冲洗干净，浸泡 2 小时，注意换水，将猪腰切成片状。

❷将人参、枸杞子、当归和米酒加入汤锅中，煮沸。再加入 1500 毫升的水，加入猪腰煮沸后用小火煮 2 小时。

❸用盐调味后即可食用。

功效：猪腰能够强健筋骨、健脾补肾；人参具有对抗疲劳、补中益气和增强免疫力等作用。这道汤适合四肢无力、脾虚气弱的产妇食用。

♥川七人参炖猪胰

消肿止痛 + 促进子宫收缩

原料：猪胰 100 克，川七、当归各 10 克，人参 6 克，姜 30 克，盐 1 小匙。

做法：❶将以上所有药材洗净、沥干；猪胰切成片，用沸水略烫。

❷将 2000 毫升的水倒入汤锅中，放入当归、人参和川七略煮。

❸加入猪胰和姜，煮沸后用小火煮 2 小时。

❹用盐调味后即可食用。

功效：猪胰能够改善胃虚食少、气血两虚和皮肤干燥的情况；川七具有消肿止痛、止血散瘀等作用。这道汤

品能改善产后瘀血和子宫收缩不良。

♥党参梅花猪肉汤

补中益气 + 生津养血

原料：梅花猪肉 150 克，桂圆肉 20 克，党参 15 克，香油 1 小匙。

做法：❶将以上所有食材洗净、沥干；梅花肉切成块，用沸水略烫。

❷将 2000 毫升的水倒入汤锅中，放入桂圆肉和党参，煮至水沸。

❸放入梅花肉块，煮沸后再用小火煮 2 小时。

❹用香油调味后即可食用。

功效：梅花肉中的蛋白质和脂肪能补充产妇所需营养，增强体力；桂圆肉具有养血养脾、补心安神等作用；党参能够生津养血、补中益气。

♥药膳猪蹄汤

促进血液循环 + 补血通乳

原料：猪蹄 350 克，黄芪 16 克，当归 15 克，酒、盐各 1 小匙。

做法：❶将以上所有食材洗净、沥干；猪蹄去毛，切成块。

❷将 2000 毫升的水倒入汤锅中，再加入黄芪、当归煮至水沸。

❸将猪蹄放入汤锅中，水沸后转为小

火，焖煮 2 小时。

④加入酒、盐调味后即可食用。

功效：猪蹄富含蛋白质和胶质成分，促进母乳分泌；当归补血、黄芪补气。这道药膳能够促进血液循环，通乳养血。

♥木瓜猪骨花生煲

促进消化 + 增进食欲

原料：木瓜 500 克，排骨 250 克，花生米 100 克，红枣、姜片各适量，盐少许。

做法：❶将木瓜去皮、籽，洗净后切成块；排骨洗净，切成大块；花生米洗净；红枣洗净，去核。

❷往锅内倒入适量的水，放入排骨块、花生米、红枣、姜片，用大火烧开，再用小火煲 1 小时。

❸放入木瓜，煲 20 分钟，放入盐调味后即可食用。

功效：舒筋活络，软化血管，抗菌消炎，增强体质。

第三节
营养主食

♥时蔬鲔鱼盖饭

益脑补体力 + 促进消化

原料：鲔鱼 200 克，胡萝卜 80 克，莲藕、姜各 50 克，牛蒡 20 克，米饭 1.5 碗，酒、糖、酱油各 1 大匙。

做法：❶将以上所有食材洗净、沥干；牛蒡、胡萝卜去皮，切成片；鲔鱼、莲藕切成片；姜切成丝。

❷将莲藕、牛蒡、胡萝卜和调味料放入炒锅中，加入 3 杯水略煮，加入姜丝后再煮 3 分钟；鲔鱼煎熟。

❸将蔬菜、鲔鱼盖在米饭上，即可食用。

功效：牛蒡、莲藕、胡萝卜富含膳食纤维，有助于食物消化、吸收；鲔鱼含有深海鱼油 DHA 和 EPA，具有补脑作用。

♥山药莲子粥

增强免疫力 + 健脾补肺

原料：小排骨、山药各 100 克，莲子 20 颗，米饭 1 碗。

做法：❶将山药削皮，切成小方块；排骨洗净，用沸水汆烫后捞起。

❷将 5 杯水倒入锅中，加入排骨后熬煮至高汤。

❸将米饭和高汤煮沸，转为小火，加入莲子和山药块，续煮 10 分钟。

功效：山药含有淀粉酶和胆碱，能健脾补肺；小排骨脂肪含量低，但钙与铁含量很高。这道粥品能促进身体恢复，增强免疫力。

♥当归香油鸡面条

补充元气 + 预防头晕

原料：公土鸡腿 3 只，当归 20 克，天麻、川芎各 10 克，红枣 6 颗，面条 4 把，姜 3 片，香油 1 大匙。

做法：❶将以上所有原料洗净、沥干；土鸡切成块，用沸水烫去血水；将红枣、川芎、当归和天麻放入纱布袋中。

❷将香油烧热，爆香姜片，加入鸡肉，炒 1 分钟。放入纱布袋，煮 20 分钟后取出。

❸用沸水煮面条，捞起后放入❷中，即可食用。

功效：当归、川芎都有活血作用；鸡肉富含维生素、矿物质和蛋白质，营养价值很高；天麻能防止头晕。

♥香菇糯米饭

增加元气 + 温补调理

原料：里脊肉丁 50 克，干香菇丝、豌豆仁、竹笋丁各 20 克，虾米 10 克，香菜 5 克，糯米 1 杯，葱油酥 1 小匙，酱油 1/2 大匙，香油 4 小匙，盐 1/2 小匙。

做法：❶将糯米泡水 1 小时；香菜洗净后切碎；干香菇丝用水泡软。

❷将香油烧热，炒香虾米、香菇和里脊肉，加入豌豆仁和竹笋丁略炒，再加入糯米和其他调味料，炒至汤汁收干。

❸放入蒸锅中蒸熟，撒上香菜后即可食用。

功效：糯米含有糖类和蛋白质，具有温补作用，能改善气虚现象。这道菜肴含有多种营养食材，能帮助产妇恢复元气。

♥红枣糙米粥

预防便秘+增强免疫力

原料：糙米 40 克，芹菜 30 克，猪瘦肉 25 克，红枣 5 颗，高汤 1 杯，干淀粉、酱油各适量，盐少许。

做法：❶将瘦猪肉洗净，用沸水汆烫，剁成泥状，与酱油、干淀粉混匀，腌渍 30 分钟，再用沸水汆烫，沥干水分。

❷将糙米洗净，用冷水浸泡 1 小时；

红枣洗净，芹菜去叶根，切成段。

❸将高汤倒入汤锅中，再放入 1 碗清水、瘦猪肉泥、糙米、红枣，煮沸后转为小火，放入少许盐，续煮 30 分钟，起锅前放入芹菜段，煮 1 分钟后即可食用。

功效：糙米能改善肠胃功能，调节体内新陈代谢，治疗便秘，净化血液，从而增强体质。

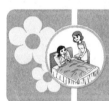

第四节
高纤蔬食

♥竹荪烧豆腐

消肿抗炎+滋阴补身

原料：竹荪 1 条，豆腐 2 块，香菇 2 朵，玫瑰花 15 克，紫罗兰 12 克，糖、淀粉各 1/2 大匙，耗油 1 大匙，油 1 大匙。

做法：❶用热水泡发竹荪；香菇泡软后切半；玫瑰花和紫罗兰放入纱布

袋中。

❷将油烧热，加入豆腐，烧至金黄后取出。

❸将水倒入锅中，煮开，放入纱布袋、香菇、竹荪、豆腐和调味料煮 5~10 分钟，捞出纱布袋即可食用。

功效：竹荪能抗炎消肿；豆腐富含人体无法自行合成的氨基酸、矿物质和蛋白质。本菜品具有滋阴功效，是低脂营养的佳肴。

♥奶香菜花烩土豆

润滑肌肤 + 消炎解毒

原料：菜花 400 克，土豆 100 克，洋葱 20 克，青豆、胡萝卜少许，奶油 1 大匙，盐、糖各 1/2 小匙。

做法：❶将以上所有食材洗净、沥干；洋葱切碎，菜花切成小朵；土豆煮熟后沥干，再压碎。

❷将奶油倒入炒锅中，熔化后放入洋葱爆香。再加入青豆、土豆、胡萝卜拌炒。

❸加入糖、盐后略炒。

❹菜花用沸水汆烫后沥干，再加入❸中，炒匀后即可食用。

功效：土豆具有益气健脾、消炎解毒等作用；菜花含有 β-胡萝卜素和植物性激素，能够抗氧化，维持肌肤润滑度。

♥南瓜炒肉片

美颜抗老 + 保护视力

原料：南瓜 200 克，猪肉 50 克，姜 3 片，酱油 1/2 大匙，盐 1/2 小匙，香油 1 大匙。

做法：❶南瓜去籽，切成块；猪肉切成片，用酱油腌 10 分钟。

❷将香油烧热，爆香姜片，放入肉片和盐略炒，加入南瓜片，炒 2 分钟。

❸将水倒入锅中，小火焖煮 10 分钟，至南瓜熟烂后即可食用。

功效：猪肉含有维生素和蛋白质，具有改善体质的作用；南瓜含有多种维生素、胡萝卜素、铁、磷、钾和钙，能保护视力和保持皮肤健康。

♥芦笋甜椒炒瑶柱

改善气色 + 强健骨骼

原料：芦笋 200 克，彩色甜椒 30 克，瑶柱 6 个，老姜 2 片，米酒 1 小匙，香油 1 大匙，盐 1/4 小匙。

做法：❶将彩色甜椒切成丝；芦笋去除硬皮，切成段。

❷将香油烧热，爆香姜片，加入彩色甜椒、瑶柱和芦笋，炒熟。

❸加入米酒和盐，炒匀后即可食用。

功效：芦笋富含铁、钙和钾，能强健骨骼，提高血液含氧量；瑶柱富含蛋白质，具有滋阴补肾的功效。这道菜能有效改善气色，预防贫血。

♥青椒炒黄豆芽

延缓衰老 + 增强体力

原料：黄豆芽 150 克，青椒 50 克，胡萝卜 30 克，糖、香油各 1/2 小匙，盐1小匙，橄榄油1大匙。

做法：❶黄豆芽去尾；胡萝卜切成丝，备用；青椒剖半，去籽，切成丝。

❷将橄榄油烧热，放入黄豆芽拌炒，加水焖一会儿。

❸加入其余原料，调味料炒熟后拌匀即可食用。

功效：胡萝卜能延缓老化；青椒具有活化细胞、温中健脾等作用；黄豆芽营养很丰富，能增强体力。这道菜肴营养丰富，非常适合产妇食用，但痛风或者尿酸过高者，要注意控制黄豆芽的食用量。

♥菠菜卷

预防感冒+增强免疫力

原料：菠菜300克，圆白菜叶4大片，枸杞子少许，香油少许。

做法：❶将菠菜洗净，滚水氽烫，沥干水分；圆白菜叶氽烫熟，捞出，把硬梗部切成薄片。

❷菠菜铺放在圆白菜叶上，倒入香油，卷紧成筒状，切成长段后装盘。

❸将枸杞子用温水泡1分钟，洒在盘中。

功效：这道菜富含维生素A、B族维生素、维生素C、铁、钙等营养成分，

能提高新妈咪的免疫力。

♥荸荠鱼卷

健脾升胃+舒筋活血

原料：黄鱼肉100克，肥猪肉、荸荠、荠菜各25克，鸡蛋清30克，油皮50克，小苏打、精盐、葱末、姜末、面粉、料酒、香油、植物油各适量，味精少量。

做法：❶将加工后的肥猪肉、黄鱼肉、荸荠、荠菜都切成细丝，加入葱末、姜末、鸡蛋清、料酒、精盐、香油、味精调成肉馅。

❷把油皮一张切成两半，各铺平抹上混合的肉馅，再卷成长卷，外面抹上细糊后，再切成小段，蘸用面粉、小苏打和清水调成的面糊。

❸将鱼卷放在油锅中炸成金黄色，起锅食用。

功效：中医认为，黄鱼有健脾升胃、安神止痢、益气填精的功效，对贫血、失眠、头晕、食欲不振及妇女产后体虚有良好疗效。荸荠具有凉血解毒、利尿通便祛痰、消食除胀的作用，此菜肴能益气养血、强筋壮骨、舒筋活血，对于产后妇女康复及乳汁的分泌均有促进作用。

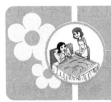

第五节
点心甜品

❤燕麦芝麻糊

乌发抗老 + 促进代谢

原料：燕麦片 100 克，黑芝麻粉 20 克，枸杞子 5 克，砂糖 1 大匙。

做法：❶将枸杞子洗净；倒入 3 杯水，煮开。

❷将燕麦片倒入碗中，用沸水冲开，再加入黑芝麻粉和枸杞子，搅拌均匀。

❸加入砂糖调味后即可饮用。

功效：燕麦片富含矿物质和维生素，能抵抗衰老。黑芝麻能对抗老化，预防头发脱落，并有乌发作用。这道甜品能防止老化，改善发质。

❤芋香银耳粥

保护肝脏 + 增强免疫力

原料：芋头 100 克，干银耳 20 克，大米 1/2 杯，盐 1 小匙。

做法：❶将芋头切成块；干银耳泡软后去蒂，切成小片。

❷将 5 杯水倒入锅中，放入大米，大火煮沸，再转为小火；加入银耳片、芋头块，熬煮至熟。

❸加入盐调匀后即可食用。

功效：芋头含钙、钾、锌、磷、铁、蛋白质、维生素 A、B 族维生素、维生素 C 等成分，营养价值很高；银耳能提高肝脏的解毒能力，增强人体免疫力。

❤杏仁雪耳青木瓜

润肠通便 + 促进消化吸收

原料：青木瓜 300 克，银耳 100 克，南杏、北杏（不可多吃）各 10 克，冰糖 4 大匙。

做法：❶将以上所有食材洗净、沥干；青木瓜切成块；银耳用水泡发，去除蒂头。

❷将 2000 毫升的水倒入汤锅中，加入南杏、北杏，略煮。

③加入银耳和青木瓜，小火炖 2 小时。

④用冰糖调味后即可食用。

功效：银耳能促进消化，保健肠道；青木瓜含有蛋白质分解酵素，有助于食物的消化和吸收；杏仁有润肠通便、止咳平喘等作用。

♥桂圆红枣粥

预防感冒 + 增强免疫力

原料：紫米 100 克，桂圆肉 40 克，红枣 15 颗，干百合 25 克，冰糖适量。

做法：①将干百合洗净，用清水泡软；红枣洗净、去核；桂圆肉掰散；紫米洗净，用冷水浸泡 1 小时。

②将紫米放入锅中，加入适量清水，用大火煮沸，再转为小火熬煮。

③煮至七成熟时，加入百合、红枣、桂圆肉续煮，最后加入冰糖，煮至冰糖溶化即可食用。

功效：补充气血，调养体质。

♥营养八宝粥

安定神经 + 消除疲劳

原料：红豆、绿豆各 20 克，麦片、莲子、桂圆、花生仁、葡萄干各 10 克，松子 5 克，红枣 2 颗，糯米 1/3 杯，砂糖 3 大匙。

做法：①将糯米泡水 2 小时，捞出，倒入电锅中，加 1 杯水，煮熟。

②将莲子、绿豆、红豆和花生仁倒入锅中，加入 6 杯水，煮软；再加入红枣、桂圆、糯米、松子和麦片，煮至浓粥状；加入砂糖、葡萄干，调匀后即可食用。

功效：莲子可稳定情绪，红豆能消除疲劳，麦片可缓解神经衰弱，桂圆能开胃益脾。这道粥营养十分丰富，能增强体力，改善体质。

♥南瓜桂圆糕

促进代谢 + 缓解腹泻

原料：糯米粉 300 克，南瓜、桂圆馅各 200 克，葡萄干 20 克。

做法：①将南瓜和葡萄干洗净、沥干；南瓜切成大块，蒸熟，去皮、去籽，碾成泥。

②在刚盆中加入南瓜泥和糯米粉，搅拌后加入适量的沸水，揉成团。

③再加入 20 克的桂圆馅，捏好形状，点上葡萄干，用中火蒸 5 分钟即可食用。

功效：南瓜性温味甘，能增进食欲，从而帮助产妇恢复体力；糯米可健脾养胃，对腹胀、腹泻、食欲缺乏等症状有较好的功效。

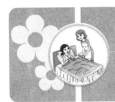

第六节
元气食谱

♥麻油鸡

促进血液循环 + 安定神经

原料：公土鸡 1/3 只，老姜 1 块，米酒 1/3 杯，香油 1.5 大匙。

做法：❶鸡去毛和杂质，洗净后去头脚，切成块；老姜洗净，切成片。

❷将香油倒入锅中，爆香姜片，放入鸡块炒至半熟。

❸将米酒和 5 杯水同煮开，然后用小火将鸡肉煮熟烂，入味后即可食用。

功效：香油能促进血液循环；土鸡含优质蛋白质、B 族维生素和必需氨基酸，能滋补虚弱，安定神经，属于产后滋补佳品。

♥鸡肉炒小油菜

滋补养气 + 活化肌肤

原料：鸡肉 200 克，甜椒、小油菜各 100 克，姜 20 克，香油 1 大匙，盐 1/4 小匙。

做法：❶将鸡肉、甜椒、小油菜和姜分别切成丝。

❷将 1 大匙香油倒入炒锅中，爆香姜丝。

❸炒香鸡肉，放入小油菜和 2 大匙的水，略炒。

❹加入盐和甜椒，炒熟后即可食用。

功效：鸡肉可滋补养气；甜椒含多种植化素及维生素 C，能活化肌肤，增强免疫力。这道菜有助于保持肌肤年轻，增强免疫力。

♥百合枸杞烩鸡柳

清心润肺 + 利尿解毒

原料：无骨鸡胸肉 120 克，西芹 50 克，鲜百合 40 克，枸杞子 18 克，阿胶 15 克，大蒜 1 瓣，糖、蚝油各 1/2 小匙，盐 1 小匙，油 1 大匙，米酒 2.5 大匙。

做法：❶将鸡肉切条、西芹切片、大蒜切末，枸杞子用热水泡5分钟。

❷爆香蒜末，加入鸡肉、西芹和枸杞子，过油捞起。

❸将百合、阿胶、鸡肉条和其余调味料放入锅中，倒入1杯沸水，焖煮5分钟。再加入西芹片和枸杞子，将阿胶拌入至溶化。

功效：西芹能利尿、清热解毒；百合可清心、润肺；鸡肉含有多种营养成分，具有滋补功效；枸杞子具有补虚作用。

❤鸭肉豆腐

补充钙质 + 健脾补虚

原料：鸭肉300克，豆腐100克，黑芝麻粉1/4小匙，鲜奶油1大匙，盐1/2小匙。

做法：❶将以上所有食材洗净、沥干；鸭肉切成块。

❷豆腐压碎，加入盐和鲜奶油，放入不粘锅中，炒匀。

❸用盐水将鸭肉烫熟，然后沥干，备用。

❹将❷和❸一起拌匀，撒上黑芝麻粉后即可食用。

功效：豆腐能消胀痛、和脾胃、清热散血，还含有丰富的钙；鸭肉具有

补虚滋阴、利尿消肿、加速体力恢复等功效。

❤芋香排骨酥汤

补充元气 + 保护骨骼

原料：猪小排150克，芋头90克，大蒜5瓣，香菜1根，盐、酱油、香油各1/2小匙，淀粉1/2大匙。

做法：❶猪小排用淀粉、香油和酱油腌至入味；香菜切成末，芋头切成块。

❷将香油烧热，放入猪小排，炸熟后捞出；将大蒜和芋头炸至金黄，捞出，入蒸锅蒸1小时。

❸用沸水浇入做法❷中，放入盐，撒上香菜末即可食用。

功效：猪小排富含钙，是产妇所急需的，还能保护骨骼；芋头含有碳水化合物，能提供热量，其含有的膳食纤维能帮助消化。

❤豆芽银鱼

补充钙质 + 强健筋骨

原料：豆芽300克，鲜豌豆、胡萝卜丝各50克，银鱼20克，葱花、醋、盐、白糖各适量。

做法：❶将银鱼用滚水汆烫，沥干；豌豆煮熟，备用；豆芽洗净。

❷将油烧热，爆香葱花，放入银鱼、豆芽和胡萝卜丝，翻炒。

❸翻炒片刻后，加入豌豆，放入醋、盐和白糖调味后即可食用。

功效：补钙，强筋骨。

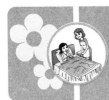

第七节
养生饮品

❤参须珠贝茶

改善便秘 + 安定神经

原料：干百合、麦冬各30克，参须20克，珠贝10克，冰糖2小匙。

做法：❶将所有药材洗净、沥干。

❷将3杯水倒入碗中，加入所有药材，隔水蒸1小时，再焖10分钟。

❸加入冰糖，调匀后即可饮用。

功效：百合含有蛋白质和生物碱，能改善便秘和神经衰弱；参须能补充元气，养心安神；麦冬含有葡萄糖和氨基酸，能增强抵抗力。

❤薄荷菊花茶

美颜活肤 + 清热解毒

原料：菊花15克，金银花10克，薄荷5克，蜂蜜1大匙。

做法：❶放入菊花、金银花，再加入2杯水，大火煮沸。

❷放入薄荷，续煮3分钟，待散发出香气后熄火。

❸用蜂蜜搅拌调匀后即可饮用。

功效：薄荷能解毒散热，加速排毒，活化肌肤；金银花含黄酮类、皂苷，可抑制多种细菌；菊花可清热、抗炎、解毒。

❤红枣米香茶

养血安神 + 畅通乳腺

原料：红枣、炒米各10克，桂圆5克。

做法：❶将以上所有食材洗净、沥干，备用。

②将 1000 毫升的水加入汤锅中，再加入桂圆、红枣和炒米，滚煮 10 分钟，过滤出汁后即可饮用。

功效：红枣和桂圆都具有补气血的作用，红枣还能够促进血液循环、畅通乳腺、养血安神，尤其适合产后乳汁分泌不足的产妇饮用。

♥山楂**陈皮红枣饮**

消除胀气 + 散瘀开胃

原料：山楂 15 克，陈皮 10 克，红枣 4 颗，蜂蜜 1 大匙。

做法：① 将以上所有原料洗净、沥干；将红枣、陈皮、山楂和 2.5 杯水放入陶锅中，用小火煮沸，5 分钟后熄火。

② 焖 5 分钟，倒入杯中降温。饮用前，加入蜂蜜调匀后即可饮用。

功效：陈皮含有维生素 B_1、维生素 C、川皮酮，具有理气开胃的功效；

山楂含有苷类、山楂酸和维生素，能散瘀血。这道茶饮能治便秘、消胀气、助减肥。

♥香氛**玫瑰苹果茶**

提神行气 + 除烦清热

原料：苹果 100 克，玫瑰 3 克，蜂蜜 2 小匙。

做法：① 将以上所有食材洗净、沥干。

② 将 1000 毫升的水加入汤锅中，加入苹果，煮 10 分钟，熄火后加入玫瑰，焖 1～2 分钟。

③ 过滤出茶汁，降温后可依据个人口味添加蜂蜜，调匀后即可饮用。

功效：苹果具有生津止渴、清热开胃、润肺养神等功效；玫瑰花能提神，平肝气，和血行气。这道饮品能为产妇补充体力，加速身体器官复原。

第七章

产后第四周：
内外兼修，重现昔日健康风采

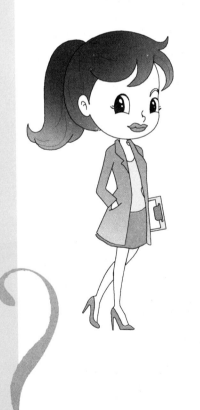

产后第四周，是恢复身材、重现孕前活力的关键时机。经过前几周的调理，生理机能基本恢复，气血得到补充，拥有了足够的活力。这个阶段，新妈咪需注意产后检查，及时修复出现的问题，避免影响以后的身体健康。

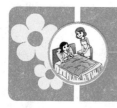

第一节
新妈咪恢复昔日生活

产后七项检查

在产后住院期间，医护人员可以随时对母婴进行观察，能够有效保障母婴的身体状况。出院后，母婴脱离了这种保障，健康就会存在一定的危险，因而更加需要进行产后检查。产后检查是有时间规定的，一般要求分娩后42天回到医院接受检查，以确保身体各个器官是否恢复正常，特别是子宫和生殖器官是否复原，伤口是否愈合以及乳房是否已经适应哺乳。

1. 盆底检查

分娩时，神经和盆底肌肉会有一定的损伤，从而导致新妈咪在产后面临一系列的痛苦。这不但会给新妈咪的生活带来诸多不便，还会使阴道松弛，继而影响到性生活质量。进行盆底检查，主要是为了对阴道疾病进行一次彻底的排查，努力做到早发现、早治疗。而盆底康复锻炼能够有效促进新妈咪盆底松弛肌肉的收缩，恢复肌肉的弹性和张力。

2. 妇科检查

十月怀胎，一朝分娩。盆腔内的器官是使女性变成妈咪的最大功臣。在经历了分娩时的"磨难"之后，它们就成了产后恢复的首要器官。现代医学调查表明，妇科疾病的患病率一直居高不下，已成为已婚女性的"健康杀手"。一般来说，产后盆腔器官恢复得好坏与新妈咪日后得妇科病的概率密切相关，因而全面的妇科检查是完全有必要的。

③ 体重检查

体重是人体健康状况的基本指标，过轻或过重都是一种非正常表现。当超过正常的限度，会给人体健康带来很多隐患。体重与新妈咪的营养摄入情况和身体恢复状况有关，能够为新妈咪的产后调理和运动提供必要的指导。

④ 血压检查

血压的变化，会给身体带来很多严重的影响。血压长时间升高易导致全身血管痉挛，有效循环血量减少，而缺血或携氧量降低会危害到全身器官和组织。一旦威胁到脑、肝、肾和心脏等重要器官，会给人体带来很多极为严重的影响，甚至可能导致死亡。

⑤ 乳房检查

由于充满乳汁，产后乳房会变得十分鲜嫩、丰满。乳房担负着喂养宝宝的重任，频繁地与宝宝的脸蛋、小嘴接触，而乳房的外表又十分柔弱，容易受到一些伤害，因而乳胀和乳房疼痛会给新妈咪的生活带来很多困扰。尤其是感染了乳腺炎，不但会威胁到乳房健康，还会影响泌尿系统，造成乳汁滞流，而乳汁与宝宝的健康存在着直接的联系。所以，乳房检查不仅

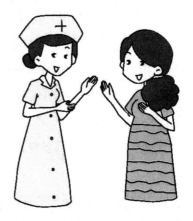

呵护新妈咪的身体健康，也能够保障宝宝健康成长。

⑥ 腹部检查

腹腔内有消化和泌尿生殖系统等重要器官，是产后检查的重要组成部分。腹部检查，可以了解子宫的复位和腹腔内其他器官的恢复情况。尤其是剖宫产的新妈咪，产后进行腹部检查显得更为重要。剖宫产会对腹腔内的器官形成一定的非正常挤压，复位较之于正常分娩会困难些。因此，检查剖宫产的刀口愈合程度也十分重要。

7. 血、尿常规检查

新妈咪刚生下宝宝，免疫和生理系统都处在恢复变化期，容易引发感染，为各种疾病提供可乘之机。血、尿常规检查能够检测新妈咪身体的系统运转情况，也能为诊断和鉴定其他系统疾病提供可靠的测量数据。

正确认识宫颈糜烂

宫颈是通向子宫的重要屏障，在产后检查时，很多新妈咪会被告知有宫颈糜烂的现象。在医学史上，"宫颈糜烂"这一病名存在了数百年。在妇科镜检中，会观察到宫颈发红，如同皮肤湿疹、糜烂一样，因此得名。然而随着医学的不断进步，世界医学界证实宫颈糜烂并不全是病。

宫颈糜烂的发生，与体内激素的变化存在着一定的关系。从科学的角度来说，单纯的宫颈糜烂只是一种生理性变化，并非疾病。以前，人们普遍将其作为慢性宫颈炎来对待，是不对的。目前，现代医学已经不将宫颈糜烂作为慢性宫颈炎的代名词。2008 年，卫生部规划教材《妇产科学》在前言中明确说明："取消'宫颈糜烂'病名，代之以'宫颈柱状上皮异位生理现状'。"现在，很多权威杂志和教科书也逐步取消了"宫颈糜烂"这一术语。

如果没有其他病变的生理性糜烂样改变，只要进行定期筛查即可，不需要特殊治疗。部分生理性糜烂样改变的新妈咪，会出现白带增多或者性交后出血的症状，可以选择一些物理治疗方法，如激光、微波、冷冻、宫颈环形电切术或红外线治疗等。

当然，宫颈出现糜烂样改变也有可能是病理性的，比如宫颈上皮内瘤变、宫颈的黏液脓性宫颈炎或宫颈癌。另外，衣原体的感染也会使宫颈呈现糜烂样改变。病理性的宫颈糜烂样变化需要根据病变的范围、级别，患者的年龄和生育状况等因素综合选择恰当的治疗方法。

盆腔积液的处理办法

盆腔积液是较为常见的妇科症状，可分为生理性和病理性两种。

1. 生理性盆腔积液

盆腔位于腹腔的最底部，有渗漏液时会引流到盆腔，从而形成盆腔积液。在排卵后或孕早期，大多会发生生理性的盆腔积液。一般来说，少量盆腔积液不会影响怀孕，也不会影响胎儿。

2. 病理性盆腔积液

进行产后检查时，新妈咪查出的盆腔积液大多是病理性的。病理性盆腔积液多由附件炎、盆腔炎和子宫内膜异位症所致。炎症的产生多数与新妈咪的个人卫生习惯有关，如分娩后1个月内洗盆浴、有性生活等。人工流产、引产消毒不严所引起的医源性感染，也会引起盆腔积液。患上盆腔积液后，患者会出现单侧或双侧下腹痛、腰酸、坠痛、腰骶部疼痛等症状。在长时间站立或过劳后，身体不适感会加重。由炎症引起的盆腔积液，还会伴有疲乏、低烧、萎靡不振等症状。

那么，如何才能科学应对盆腔积液呢？

通常来说，生理性盆腔积液可自行吸收，不必进行治疗。而病理性盆腔积液需要及时进行相关治疗，否则延误治疗时机，就只能采取手术切除。其实，盆腔积液的治疗主要是针对盆腔炎的治疗，而采用中药是最佳途径，如桂枝、赤芍、茯苓、泽泻、黄芪、丹皮等，也可口服或注射抗炎类西药进行治疗。

同时，在日常起居方面，新妈咪要十分注意个人卫生，养成良好的生活习惯。除了要保持衣物和身体的干净、整洁，饮食也要清淡，平时多喝水。

如何改善产后经常口渴

受到激素释放过快的影响，以及哺乳导致水分流失过多，新妈咪经常会出现口干舌燥的现象。当然，只要没有其他不适，注重饮食调理，症状就会明显得到改善，新妈咪不要过于担心。这里，为新妈咪推荐几种应对口渴的方法。

（1）多吃谷物，如小麦、大米等煮粥食用具有很好的滋阴止渴的功效。

（2）吃一些樱桃、葡萄、桂圆等温性水果，也可以切成块煮成水果茶饮用；如梨、杏、李子等寒性水果，可以煮熟后食用，既能补充水分，还能避免刺激肠胃。

（3）口渴实在严重的话，可以调制中药药膳服用。

预防产后乳房下垂

1. 产后乳房下垂的原因

一般来说，减肥、哺乳和生理性衰老是乳房下垂的主要原因。因此，新妈咪乳房下垂与哺乳存在着一定的联系。长时间的哺乳，使乳房受到牵拉，再加上平时不注意锻炼，使得支撑乳房的胸大肌和固定乳房的韧带不够发达有力，不能较好地支撑和固定乳房，造成乳房弹性降低，便会导致乳房下垂。此外，停止哺乳后，新妈咪体内激素水平降低，乳房组织发生萎缩，但皮肤及其支撑组织相对较多，也会造成乳房下垂。

虽然哺乳有可能导致乳房下垂，但新妈咪不要过于担心。哺乳能够促进新妈咪体内分泌催产素，可增强乳房悬韧带的弹性，还可减少皮下脂肪的蓄积，从而促进新陈代谢。只要保持得当的护理办法，母乳喂养并不会有损新妈咪的胸型，还能够帮助新妈咪较快地恢复身材。

2. 预防产后乳房下垂的措施

想要在停止哺乳后保持较好的胸型，需要做好以下几点。

（1）控制哺乳时间，在宝宝1岁左右断奶。宝宝吃奶时距离乳房不要太远，避免过分牵拉乳房。

（2）在哺乳期间，每天用温水洗乳房 1 次，不但有利于清洁卫生，促进乳汁分泌，还能增加悬韧带的弹性，预防乳房下垂。

（3）按摩乳房。每次宝宝吃完奶后，可以轻轻地按摩乳房，每次 10 分钟，既能促进乳房的血液循环，还能增强乳房韧带的弹性。

（4）选择松紧合适的宽带乳罩支撑乳房，并同时使用油脂按摩乳房，能增加皮肤和皮下组织弹性。

（5）可经常做俯卧撑、扩胸运动，使胸部肌肉更加发达有力，继而增强对乳房的支撑作用。

（6）如果选择不喂奶，应尽早回乳。

 乳期间忌臭美

1. 不宜化妆

很多新妈咪认为，生下宝宝就可以打扮自己了。于是，她们买来化妆品，为自己化妆。其实，新妈咪在产后最好不要过早化妆。新妈咪产后的皮肤较为脆弱，且带有暗沉、色斑、浮肿等情况，对化学物质比较敏感。

尤其是哺乳的新妈咪，化妆品中的某些化学成分可能对弱小的宝宝有着潜在的不良影响。比如常用的口红，由各种蜡质、油脂、香料和颜料等成分组成。其中的油脂通常会采用羊毛脂，而羊毛脂会吸附空气中各种对人体有害的重金属微量元素。特别是涂抹口红后再亲吻宝宝，很容易将有害物质带给宝宝。因此，爱美的新妈咪要等到宝宝断奶后再化妆。

2. 不宜烫发、染发

烫发和染发时会用到化学药水，而这些化学药水中含有大量的重金属和化学元素，头部皮肤或多或少会吸收这些重金属，从而加重肝、肾的负担。更重要的是，这些化学物质肯定会有部分进入乳汁中，对宝宝的生长发育产生极为不利的影响。

在生活中，少量的酒精都会影响到宝宝大脑的发育，何况是这些有毒的化学成分。宝宝还未满月，处在生长发育的关键时期，新妈咪千万不要为了一时的臭美而影响到宝宝的健康成长。实在想烫发、染发，最早也要等到宝宝断奶后。

3. 不要使用香水

宝宝的嗅觉十分敏感，刺激的味道会让他非常不适。宝宝通过味道来辨别自己的妈咪，而香水会掩盖新妈咪身上的味道。另外，新妈咪的皮肤较为脆弱，香水可能会造成过敏。

按摩消除妊娠纹的要领

对于很多新妈咪来说，怀孕期间形成的妊娠纹是个难以避开的话题。妊娠纹形成的部位，多集中在腹部，乳房周围、大腿内侧及臀部也会出现。

很多新妈咪深受妊娠纹的困扰，苦不堪言。其实，有很多消除妊娠纹的方法，而按摩是改善和消除妊娠纹的最佳方法之一。主要的目的是为了抵抗体重增加对皮肤弹力纤维的牵拉作用，促进血液循环，减轻水肿现象。

进行按摩时，新妈咪最好涂抹一些乳液或者妊娠霜，否则会拉扯到皮肤，加重症状。按摩前将手洗干净，手上抹适量的按摩霜，再轻柔地涂抹于妊娠纹处，温和地按摩，才能达到预防和减轻妊娠纹的功效。

（1）腹部：以肚脐为中心点，由内向外顺时针方向按摩腹部；从腹部外侧开始，由腹部下方往上推向中间即可。

（2）胸部：从胸部中间开始，由下往上沿着乳房边缘按摩到颈部，左右两边都要照顾到。

（3）大腿内侧：从下向上逐步按摩。

（4）臀部：由下往上，沿着臀部边缘按摩，左右两边都要照顾到。

然而，按摩并非能够百分之百消除妊娠纹，但能让妊娠纹逐步淡化。如果怀孕期间就开始按摩，会大大减少妊娠纹产生的机会。反之，不做按摩的话，留下的妊娠纹会更加明显。所以，按摩对消除妊娠纹还是有实际效果的。

产后瘦身的饮食魔法

如今，很多女性都十分注重产后瘦身。但是，处于哺乳期的新妈咪应该保证足够的营养，以满足宝宝的需求。在不影响宝宝正常成长的前提下，可以选用一些合理的饮食策略，以达到瘦身的目的。

（1）进食时充分咀嚼。吃饭时，要细细地品尝，每一口至少要咀嚼30次，咀嚼得越久，饭后的能量消耗就越高。

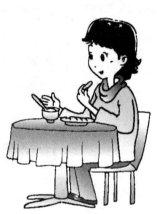

（2）延长进餐时间。当进食时间超过20分钟时，大脑就会发出饱足的信号，因此进食时要显得悠闲一些。

（3）不要看电视。调查表明，吃饭时看电视是导致饮食过量的原因之一。

（4）留一点剩饭。"处理"剩饭，也是导致很多人发福的原因之一。尤其是用餐人少或者外出用餐时，饭菜较多，要记住留下剩饭，不要"占肚不占碗"。

（5）水果代替零食。当有吃零食的念头时，可选择吃一些水果，如黄瓜、西红柿等。

（6）少吃冰冷的食物。对于新妈咪来说，冰冷的食物要少吃。食物温度太低，会直接降低细胞的新陈代谢率，使身体细胞的温度降低，开始进入冬眠状态，本应进行的生化反应会暂停，影响热量的正常代谢。经常吃冰冷的食物会使血管收缩，影响身体的循环作用，身体内的代谢废物很难排出去，最后变成脂肪和水分堆积在人体内。

(7) 适量摄入纤维质。纤维质能增加粪便的体积，保持排便顺畅，怀孕末期因为胎儿的长大会压迫到准妈妈的下半身血管，使得血液循环受阻，导致很多准妈妈发生痔疮，影响排便，所以纤维质的摄取会影响到怀孕期间的女性。分娩过后，新妈咪需要大量的营养素来促进身体器官的恢复，此时过多摄入纤维质的话，会干扰到其他营养素的吸收。因此，新妈咪要适量摄入纤维质。

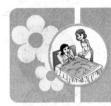

第二节
滋补药膳

♥红枣山楂瘦肉汤

缓解腹痛 + 促进消化

原料：瘦肉 120 克，山楂 20 克，红枣 6 颗，盐 1/4 小匙。

做法：❶红枣、山楂去核；瘦肉切成片。

❷将红枣、山楂、瘦肉片和水一起放入锅中，加入盐，用水煮沸。

❸转用小火煮 3 小时即可食用。

功效：红枣能补血；山楂含黄酮类、山楂酸，能促进消化；瘦肉富含蛋白质和维生素，能补充体力，促进消化、缓解腹痛。

♥牛膝排骨汤

补肝养肾 + 预防骨质疏松

原料：排骨 200 克，牛膝 15 克，枸杞子 10 克，酒 2 大匙，盐 1 小匙。

做法：❶将以上所有食材洗净、沥干；将排骨切成块，用沸水略烫，备用。

❷将 2000 毫升的水倒入汤锅中，放入牛膝和枸杞子，煮至水沸。

❸加入排骨，煮沸后用小火煮 2 小时。

❹用酒、盐调味后即可食用。

功效：排骨富含钙、完全蛋白质和多种维生素，能预防产后骨质疏松；牛膝可强筋骨、补肝肾，具有改善产后瘀血腹痛的功效。

❤薏米鲫鱼汤

解毒利尿 + 瘦身消肿

原料：鲫鱼200克，薏米50克，蛇舌草、韩信草各25克，盐1小匙。

做法：❶将鲫鱼去鳃、切块，其余食材洗净、沥干；薏米用水泡2小时。

❷将2000毫升的水倒入汤锅中，再加入蛇舌草、韩信草和薏米，煮沸。

❸加入鲫鱼块，煮沸后用小火煮2小时，滤掉药材。

❹放入盐调味后即可食用。

功效：蛇舌草具有利尿除湿、清热解毒等功效；韩信草同样具有解毒消肿的作用；薏米能消水肿、祛湿利尿。这道汤品能帮助产妇改善产后水肿的症状，恢复往日身材。

❤红枣桂圆炖金瓜

靓颜嫩肤 + 保护视力

原料：南瓜300克，红枣、桂圆肉各20克，盐1小匙。

做法：❶将以上所有食材洗净、沥干；南瓜切成块。

❷将200毫升的水倒入汤锅中，放入桂圆和红枣，煮沸。

❸放入南瓜，煮沸后用小火煮2小时。

❹加入盐调味后即可食用。

功效：红枣富含维生素C，能镇静安神，增强免疫力，是美颜佳品；南瓜富含矿物质和胡萝卜素，能保护视力和皮肤健康。

❤佛跳墙

增强元气 + 补气养血

原料：排骨300克，大白菜200克，海参100克，笋丝、干鱼翅各50克，火腿35克，干栗子20克，九孔10克，鲍鱼2个，凤爪1根，人参1/2条，绍酒2大匙，盐1/4小匙。

做法：❶将以上所有原料洗净、沥干；将排骨洗净，切成块，用开水汆烫；干栗子泡软，干鱼翅泡发；大白菜洗净后切成小块，火腿切成小块。

❷将适量的水倒入锅中，煮沸，加入排骨块煮10分钟，捞出后盛起汤汁。

❸将全部原料放入锅中，加入汤汁和调味料，用蒸锅隔水蒸炖2小时。

功效：鱼翅富含蛋白质，能补血气；鲍鱼富含铁和矿物质；海参能提高免疫力，但不含胆固醇。这道菜有助于产后恢复元气。

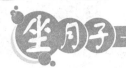
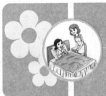

第三节
营养主食

♥鲜奶藕粉甜味粥

改善皮肤干燥

原料：藕粉6克，大米100克，新鲜牛奶1杯，高汤4杯，白糖1大匙。

做法：❶将大米洗干净，放入清水中，浸泡30分钟。

❷大米放入锅中，倒入高汤煮沸，煮至米粒黏稠为止。

❸把牛奶倒入粥中，调入藕粉、白糖即可食用。

功效：藕粉具有养血、健脾益气、养胃滋阴的功效，是良好的滋补佳品。这道粥对气血不足、脾胃虚弱而引起的干燥、面色无华具有很好的改善作用。

♥杏鲍菇旗鱼饭

修复组织＋增强免疫力

原料：旗鱼150克，大米100克，甘薯、杏鲍菇各50克，葱20克，姜30克，油1大匙，酱油1小匙。

做法：❶将所有食材洗净、沥干；甘薯去皮，成切片；杏鲍菇切成片；葱、姜切碎。

❷将1大匙油倒入炒锅中，爆香姜、葱，将旗鱼煎至金黄色后，再将旗鱼肉剁成碎末。

❸将甘薯、大米、杏鲍菇和❷混合，再加入酱油和2.5杯水，放入电锅内煮熟，搅拌均匀后即可食用。

功效：杏鲍菇含有纤维质和多糖，能帮助肠胃蠕动，增强免疫力；旗鱼富含易被人体吸收的蛋白质。这道饭能提供产妇急需的营养。

♥香菇鸡肉粥

稳定情绪＋增强免疫力

原料：鸡胸肉100克，干香菇3朵，芹菜1根，竹笋1/2根，大米1/2杯，盐 1 小匙。

做法：❶香菇泡软，切成片；竹笋去皮，成切丝；芹菜切成末；鸡肉切成丝，沸水汆烫后捞出；大米用水泡 30 分钟。

❷将水和大米倒入锅中煮开，加入笋丝、香菇片和鸡肉丝，用小火煮至米熟烂。

❸加入盐调匀，撒上芹菜末即可食用。

功效：鸡肉富含 B 族维生素，能增强免疫力，消除疲劳；香菇含多糖和核酸类物质，能有效增强细胞免疫功能；芹菜具有稳定情绪的作用。

乌鸡五谷饭

治妇女病＋补肝补气

原料：乌骨鸡 100 克，大米 50 克，红豆、薏米、紫米各 20 克，高粱、西洋参各 10 克，香油 2 小匙。

做法：❶将所有食材洗净、沥干；紫米用水泡 4 小时，薏米、红豆和高粱用水泡 2 小时；乌骨鸡汆烫后沥干，切成块。

❷将❶与西洋参混合，加入香油和 2 杯水，放入电锅中煮熟。

❸将煮熟的大米放入❷中，搅拌均匀

后即可食用。

功效：米都能健脾开胃，补中益气；乌骨鸡具有补虚弱、治肝病和妇科病等作用。这道饭能加速产妇恢复元气。

紫甘薯粥

滋润皮肤＋保护器官

原料：紫甘薯 200 克，大米 1/2 杯。

做法：❶将大米洗净；紫甘薯洗净、削皮，切成小方块。

❷大米倒入锅中，再放 5 杯水，煮沸后转为小火。

❸加入紫甘薯，续煮 20 分钟，直至煮烂为止。

功效：紫甘薯含有矿物质、维生素和蛋白质，能补虚健脾胃、润泽肌肤、益气通乳。这道粥品能保护器官，有利于产妇身体器官的复原。

什锦海鲜面

促进代谢＋加速排毒

原料：面条 200 克，鱼肉 50 克，里脊肉 25 克，鱿鱼 2 朵，草虾 4 只，鲜香菇 2 朵，蛤蜊 4 个，葱 1 根，香油 1/2 小匙。

做法：❶草虾挑出肠泥；蛤蜊吐沙；

鱿鱼、里脊肉切片；葱切段。

❷将香油烧热，炒香葱段和肉片，加入香菇、蛤蜊和 3 杯水煮开，将鱼肉、鱿鱼、草虾倒入锅中，煮熟。

❸面条用沸水煮过，捞起后放入汤中即可食用。

功效：鱿鱼低脂、低热量，能促进消化；虾能够促进代谢，增强体力，具有补肾、排毒等功效。这道面食营养丰富，是补充体力的佳品。

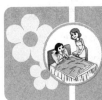

第四节
高纤蔬食

❤鲜味馄饨

润肠通便 + 恢复生理机能

原料：小油菜 300 克，肉馅 200 克，胡萝卜丝 100 克，黄豆芽 70 克，柳松菇 50 克，牛蒡丝 30 克，馄饨皮 150 克，香油 1 小匙，盐 1 小匙，淀粉 1 大匙，盐 1/4 小匙，糖、酱油各 1 小匙。

做法：❶将小油菜氽烫，沥干，然后切碎；柳松菇切成段。

❷肉馅打出胶，然后加入小油菜与淀粉、盐、糖、酱油搅拌，用馄饨皮包起。

❸将柳松菇和胡萝卜丝加入沸水中，略煮，再放入馄饨、牛蒡丝、黄豆芽和香油煮熟后即可食用。

功效：黄豆芽、小油菜、牛蒡丝、柳松菇和胡萝卜都富含纤维和多种维生素，能促进肠道消化吸收；肉馅含有蛋白质，能帮助产妇恢复生理机能。

❤菠菜香炒豆皮

补铁 + 预防贫血

原料：菠菜 500 克，豆皮 50 克，姜 30 克，油、酱油各 1 大匙。

做法：❶将以上所有食材洗净、沥干；菠菜切成段，豆皮切成条，姜切成丝。

❷将油烧热，炒香姜丝，放入豆皮略炒，再加入菠菜和 2 大匙水，略炒。

❸加入酱油，略炒后即可食用。

功效：菠菜富含造血元素铁以及膳食纤维；豆皮含有丰富的矿物质、蛋白质和多种维生素，有助于产妇铁的补充，可有效预防贫血。

💙碧绿什锦

改善情绪

原料：香菇块、竹笋段、白果各 50 克，西蓝花 1 个，枸杞子、黑木耳丝、胡萝卜片、水淀粉、橄榄油各适量，姜片 2 片，盐少许。

做法：❶将西蓝花切成小朵，放入倒入少许盐的沸水中汆烫，取出。

❷将香菇块、竹笋段、白果在沸水中分别汆烫，取出；枸杞子用清水泡软。

❸将橄榄油烧热，爆香姜片，放入所有原料，炒熟后倒入盐，再用水淀粉勾芡后即可食用。

功效：改善产后情绪，缓解产妇压力。

💙彩椒山药炒豆苗

焕采肌肤 + 强筋健骨

原料：豆苗 300 克，山药 100 克，红甜椒 50 克，姜 30 克，油 1 大匙，糖 1/2 小匙，盐 1/4 小匙。

做法：❶将以上所有食材洗净、沥干；红甜椒切成丝，山药切成条，姜切成丝。

❷将油烧热，爆香姜丝，再放入豆苗、红甜椒与调味料，加入 3 大匙水，炒熟后即可食用。

功效：甜椒富含维生素 C，可抗氧化，保持肌肤完整性；山药能健脾胃、润皮毛、补虚益肾气。这道菜有利于产妇保持光泽肌肤。

💙银鱼苋菜羹

滋润皮肤 + 保护骨骼

原料：小银鱼 20 克，苋菜 250 克，大蒜 2 瓣，水淀粉、米酒各 1 小匙，香油 1/2 大匙，盐 1/2 小匙。

做法：❶将苋菜切成段，大蒜切成片。

❷将香油烧热，爆香蒜片，加入苋菜段略炒，倒入适量的水，煮沸。

❸加入小银鱼、盐和米酒一起煮，最

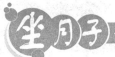

后再用水淀粉勾芡。

功效：苋菜含铁、钙、维生素A、β-胡萝卜素，能保持皮肤健康；小银鱼含钙，可促进骨骼健康。这道羹能起到强健骨骼、美化肌肤的作用。

♥百合白果炒山药

安定神经 + 改善体质

原料：山药200克，鲜百合30克，白果10颗，姜2片，香油1/2大匙，盐1/4小匙。

做法：❶将山药切成长片，泡在冷水中，捞出后沥干；百合掰成小瓣与白果一起放入蒸锅中，蒸至熟烂。

❷将油烧热，爆香姜片，加入山药略炒，再加入百合，炒熟。

❸放入白果和盐，炒匀后即可食用。

功效：山药含有淀粉酶和多巴胺，能促进血液循环和消化。百合能宁神养心，具有滋补作用。这道菜品能帮助产妇缓和情绪，增加元气。

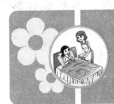

第五节
点心甜品

♥香油橘饼

温补祛寒 + 改善手脚冰冷

原料：甜橘饼10个，姜2片，香油1大匙。

做法：❶将香油烧热，炒香姜片。

❷将甜橘饼放入锅中，小火煎至橘饼变色即可食用。

功效：香油性温热，具有温补作用；

姜具有祛寒功效，可促进血液循环，能改善手脚冰冷；甜橘饼富含维生素C，能增强抵抗力。

♥人参红枣汤圆

红润容颜 + 安神补血

原料：汤圆100克，红枣、桂圆肉各30克，人参10克，冰糖2大匙。

做法：❶将2000毫升的水倒入汤锅

中，加入红枣、人参和桂圆肉，炖煮
2 小时。

❷加入汤圆，煮 3 ~ 5 分钟。再加入
冰糖，煮匀后即可食用。

功效：桂圆肉具有安神、补血、益
智等功效；人参能安精神、补五脏、
补中益气；红枣能够促进血液循环，
养血安神，帮助产妇恢复往日气色。

♥芝麻香蕉吐司

预防便秘 + 增强免疫力

原料：香蕉200 克，吐司2 片，芝麻
粉2 大匙。

做法：❶将香蕉洗净、去皮，再切
成片，备用。

❷吐司切对半，放上切成片的香蕉，
撒上芝麻粉，盖上另一片吐司后即可
食用。

功效：芝麻具有滋补、通便等功效，
可改善肠胃不适；香蕉富含膳食纤
维，能预防便秘，还含有凝集素，能
增强人体免疫力。

♥红豆薏米紫米粥

促进代谢 + 改善贫血

原料：薏米20 克，红豆30 克，紫米
1/2 杯，红糖2 大匙。

做法：❶将紫米、薏米和红豆分别用
水泡 1 ~ 2 小时；红豆用 5 杯水煮 30
分钟。

❷将 4 杯水倒入锅中，放入薏米、紫
米以及煮熟的红豆，小火续煮 1 小
时，至所有原料软烂为止。最后，加
入红糖调味后即可食用。

功效：红豆含多种营养素，能健脾益
胃；紫米富含磷、钙、维生素、蛋白
质，有补血作用；薏米具有解毒的
功效。

♥红枣蒸南瓜

补中益气 + 养血安神

原料：老南瓜100 克，红枣、白糖各
适量。

做法：❶将南瓜削去硬皮，去瓤，切
成薄片。

❷将红枣用清水浸泡30 分钟，再用
清水洗净。

❸在南瓜片中加入适量的白糖，搅拌
均匀，撒上泡好的红枣，入笼中蒸30
分钟，至南瓜熟烂后即可食用。

功效：红枣是产后补益佳品之一，具
有很好的补血作用；南瓜能温润滋
补，使得这道菜具有补中益气、养血
安神的功效。

❤山药**百合甜汤**

增强体力 + 宁神养心

原料：山药 200 克，百合 100 克，枸杞子 10 克，红糖 3 大匙。

做法：①将山药切成块；1500 毫升的水倒入汤锅中，加入枸杞子，略煮。

②将百合与山药入锅，小火炖煮 30 分钟。加入红糖调味，即可食用。

功效：山药含多巴胺，能促进血液循环，安定心神；百合含有多种生物碱，具有滋补、宁神养心等作用；枸杞子可补虚，帮助产妇恢复气色。

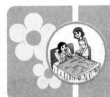

第六节
元气食谱

❤枸杞**炖金目鲷**

强身健体 + 消除酸痛

原料：金目鲷 1 条，当归、枸杞子各 10 克，姜 3 片，米酒 3 大匙，盐 1 小匙。

做法：①金目鲷去除内脏、鳞片。

②将金目鲷放入蒸碗中，铺上当归和枸杞子，加入盐、米酒和姜片，放入大碗中。

③隔水蒸熟后即可食用。

功效：金目鲷含蛋白质、维生素 A、维生素 B_1、维生素 B_2、维生素 C、铁、钙、磷，能强腰膝、益肝肾，强身健体；枸杞子具有明目补血的作用，能改善腰膝酸软。

❤瑶柱**虾仁蒸豆腐**

护肝排毒 + 增强免疫力

原料：虾仁 70 克，瑶柱 3 个，枸杞子 5 克，鸡蛋 1 枚，豆腐 1 块，蚝油 1/4 大匙，香油 1/2 小匙，盐 1/4 小匙，糖、酱油、绍酒和水淀粉各 1 大匙。

做法：❶将枸杞子用绍酒泡20分钟，略煮；豆腐切成块。

❷瑶柱、虾仁和枸杞子用刀背拍碎，加入盐、香油、蛋清和淀粉，搅打成泥，镶在豆腐上，用蒸锅蒸7分钟。

❸将糖、蚝油、酱油和水倒入锅中，煮沸，淋在豆腐上，即可食用。

功效：瑶柱能促进肝脏排毒；虾仁营养丰富，能强身；枸杞子可补肝肾；豆腐含有多种营养素，具有滋阴作用。

💗鲑鱼豆腐味噌汤

消除疲劳 + 防衰抗老

原料：鲑鱼片200克，豆腐1块，葱1根，姜3片，味噌1大匙，盐1/2小匙。

做法：❶将豆腐和鲑鱼切成方块状；葱切成丝。

❷将3杯水倒入锅内，放入鲑鱼和姜片，煮沸后放入盐、味噌和豆腐，煮沸。

❸撒上葱丝后即可食用。

功效：鲑鱼含铁、蛋白质和多种维生素，能消除疲劳，促进钙的吸收；豆腐富含钙、蛋白质和维生素E，可抗老化，保持青春活力。

💗海带黄豆排骨汤

延缓老化 + 强化骨骼

原料：排骨100克，黄豆、鲜海带各50克，姜3片，盐1/4小匙。

做法：❶排骨用沸水汆烫后，捞起；海带泡水，汆烫后捞出；黄豆泡水。

❷将3杯水倒入锅中，加入黄豆、排骨和姜片，煮沸后用小火炖煮15分钟。

❸加入海带略煮，加盐调匀后即可食用。

功效：黄豆含有软磷脂和蛋白质，能延缓老化；排骨富含钙和铁，可促进骨骼发育；海带含磷、钙等营养素，能促进脂肪代谢。

💗红酒炖牛腩

强筋健骨 + 滋脾养胃

原料：牛腩150克，洋葱、胡萝卜各50克，红酒1杯，油1大匙，盐1/2小匙。

做法：❶将牛腩、洋葱和胡萝卜切成块。

❷将油锅烧热，放入❶的原料，拌炒。

❸加入水和红酒，用小火将牛腩煮至

软烂，用盐调匀后即可食用。

功效：红酒具有活血、通络、镇定安神等功效；牛腩富含铁、维生素和蛋白质，能强筋骨，滋养脾胃。

♥鲜菇笋片汤

改善便秘

原料：杏鲍菇150克，竹笋1根，香菇适量，葱花、盐各少许。

做法：❶将竹笋去皮，切成两半，放入锅中煮20分钟，取出后切成薄片；杏鲍菇放入煮竹笋的水中，煮2分钟，捞出后切成片，汤备用；香菇泡软。

❷将笋片、香菇、杏鲍菇片放入碗中，撒上盐以及一半的汤，蒸15分钟。

❸将另一半的汤煮沸后加盐调味，倒入❷的碗中，撒上葱花即可食用。

功效：竹笋中含有大量的膳食纤维，能促进肠胃蠕动，通利消化道，从而有效改善便秘。

♥竹荪炖乌鸡

补气养血＋促进恢复

原料：乌鸡500克，竹荪100克，黑木耳、枸杞子、红枣、姜片、葱段各适量，盐少许。

做法：❶将红枣、枸杞子分别放入清水中浸泡、洗净；黑木耳用温水泡发，撕成小块；竹荪切成段。

❷将乌鸡处理干净，再彻底洗净，放入冷水锅内煮沸，撇净浮沫，捞出乌鸡，沥干备用。

❸将枸杞子、黑木耳、葱段、姜片、红枣塞入乌鸡腹中，放入瓦煲中，加入适量清水，煮沸后用小火炖30分钟，放入竹荪段，加入盐调味，炖15分钟后即可食用。

功效：乌鸡具有补血作用，能加速产妇身体恢复。

♥莲枣肚羹

补益虚损＋健脾养血

原料：熟猪肚100克，山药、莲子、大枣各50克，料酒、葱姜汁、精盐、红糖、清汤、湿淀粉若干。

做法：❶莲子用温水泡软；大枣去核；山药去皮，与猪肚均切成丁。

❷锅内放入清汤，下入莲子烧开，加入山药丁再次烧开，然后加入料酒、葱姜汁、精盐，再下入猪肚丁、大枣丁、红糖烧开，煮15分钟左右，用湿淀粉勾芡，出锅装入汤碗即成。

功效：猪肚中含有丰富的蛋白质、

钙、磷、铁、维生素 B_1、维生素 B_2、叶酸等；莲子中含有丰富的钙、磷、铁；山药中富含维生素 C、维生素 B_1、维生素 B_1、碘、磷、钙、铁等；

大枣富含维生素 C；红糖具有补血破瘀、健脾祛寒的功效。此羹可补脾胃，疗虚损，对产妇康复、促进乳汁分泌及提高乳汁质量均十分有益。

第七节
养生饮品

凤梨桑葚汁

消除疲劳＋增强免疫力

原料：菠萝 300 克，浓缩桑葚汁 50 毫升。

做法：❶将菠萝洗净，去皮，再切成块状。

❷将菠萝块放入榨汁机中，加水后打成汁。

❸将菠萝汁倒入杯中，加入水和桑葚汁，摇匀后即可饮用。

功效：桑葚富含铁和维生素 C，能补血；菠萝富含维生素 C，能增进食欲，消除疲劳。二者搭配能加速恢复生理机能，增强免疫力。

什锦鲜果汁

排毒美肤＋保健肠道

原料：猕猴桃 200 克，水蜜桃 100 克，苹果 50 克。

做法：❶将所有食材洗净、沥干；苹果去皮、去籽，切成小块；水蜜桃去核，切成小块；猕猴桃去皮，切成小块。

❷将苹果、水蜜桃和猕猴桃同入果汁机中，加入 60 毫升冷开水，略打。

❸打散后，再加入 700 毫升的冷开水，打匀后即可饮用。

功效：苹果含有苹果多酚，能抗氧化、延缓肌肤衰老；猕猴桃富含维生素 C，且含有的猕猴桃酵素能改善大肠激躁症。

草莓香蕉饮

窈窕纤体 + 安定神经

原料： 草莓 300 克，香蕉 200 克。

做法： ❶将香蕉去皮，切成小块。

❷将草莓、香蕉放入果汁机中，加入 60 毫升的冷开水，略打。

❸打散后，再加入 900 毫升的冷开水，打匀后即可食用。

功效： 香蕉富含色氨酸，能够稳定神经系统，舒缓产妇情绪压力；草莓含有大量的膳食纤维和维生素 C，有利于体内胶原蛋白的形成。

美颜洛神花茶

消除疲劳 + 养颜美容

原料： 洛神花 100 克，冰糖 3 大匙。

做法： ❶将洛神花洗净、沥干，备用。

❷将 1000 毫升的水倒入汤锅中，加入洛神花，煮 10 分钟。过滤出汁，

用冰糖调味后即可饮用。

功效： 洛神花能降血压、清热解渴、消除疲劳、改善便秘、促进代谢，还富含维生素 C，能促进胆汁分泌，分解脂肪，养颜美容。

哈密瓜草莓牛奶

预防便秘 + 帮助造血

原料： 牛奶 500 毫升，哈密瓜 200 克，甘薯、草莓各 100 克。

做法： ❶将以上所有食材洗净、沥干；哈密瓜去皮、去子，切成小块；甘薯蒸熟后切成片，备用。

❷将甘薯、草莓和哈密瓜同入果汁机中，加入 100 毫升的牛奶，略打。

❸打散后，再加入 400 毫升的牛奶，打匀后即可食用。

功效： 甘薯含有寡糖成分，能刺激肠道蠕动，从而起到预防便秘的作用；哈密瓜含有 β-胡萝卜素，能抗氧化，可促进人体造血机能。

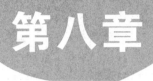

第八章

产后体虚的饮食调养策略

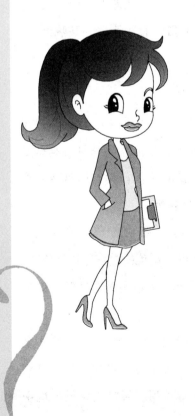

中医讲究辨证施治，饮食调养也是一样。不同的体质，需采取的饮食调养策略是完全不一样的。从养生的角度出发，应该辨明体质，科学、合理地调养，切忌盲从。

第 一 节
产后气虚的饮食调养策略

1. 产后气虚的表现

新妈咪气虚的体质，多半是分娩时体力消耗过度所导致的。在怀孕、生产期间，消耗了大量的能量、体力以及营养补充不足，导致新妈咪身体机能低下，免疫力下降，出现乏力、盗汗、眩晕等症状。

产后气虚的新妈咪，形体消瘦或偏胖，体倦乏力，面色苍白，经常出汗，运动时会更严重。严重者还会伴有气短、懒言、脱肛、食少腹胀、咳喘无力、子宫脱垂、精神疲惫等症状。

2. 优质食材推荐

（1）牛肉：每100克牛肉中，含有蛋白质20.1克，脂肪10.2克，磷170毫克，钙7毫克，铁0.9毫克，维生素 B_2 0.5毫克。牛肉性平味甘，具有健脾养胃、补中益气、强筋健骨和消水肿等功效。常吃牛肉，具有同黄芪一样的补气功效，无病能健身，十分适合气虚的新妈咪食用。

（2）黄鱼：黄鱼又称"黄花鱼"，每100克中含有蛋白质17.6克，脂肪0.8克，钙33毫克，铁1毫克，维生素 B_1 0.1毫克。黄鱼的白胖能炒炼成胶，再焙黄如珠，能够大补真元，调理气血，尤其适合产后新妈咪，补气虚效果明显。

（3）猪肚：每100克猪肚中含有蛋白质14.8克，脂肪3.7克，钙22毫克，磷84毫克，铁0.9毫克，维生素 B_2 0.2毫克。猪肚性温味甘，具有健脾胃、补虚损的功效，适合消渴、虚劳、胃虚隐痛者食用。经常吃猪肚，能帮助新妈咪恢复元气，改善气虚体质。

（4）熟地：熟地微温质润味甘，具有补血滋阴、补精益髓的作用。将熟地配以白芍、当归、川芎，就是治疗血虚症效果突出的四物汤。熟地配柏子仁能养心，配龙眼养脾，配白芍养肝，配麻黄通血脉。熟地是微温补血的佳品。

（5）糯米：糯米中含有脂肪、蛋白质、碳水化合物和维生素等多种成分，热量高。糯米性温味甘，具有补中益气的功效，主治脾胃虚寒、久泻食减、自汗不止等症状。

3. 专家建议

产后气虚的新妈咪可以适当地进行一些运动，以补气养气。

（1）屈肘上举：端坐，双腿自然分开，双手屈肘侧举，手指伸直朝上。与两耳平，双手上举，以肋部感觉有牵动为度。复原，连做 10 次。对于气短、呼吸困难者，该动作具有很好的缓解作用。

（2）荡腿：端坐，双腿自然下垂，左右缓慢转动身体 3 次，再双脚悬空，前后摆动数十次。该动作能活动腰部和膝盖，具有强腰益肾的作用。

4. 中药茶饮和药膳

♥黄芪茶

原料：生黄芪 1 两，大枣 10 颗。

做法：将两味药方用开水煎煮 20 分钟，温服。可反复多次煎煮，代茶饮。

功效：止汗，提神，消除疲劳，防止外感。适用于疲乏无力、气短、出汗、面色不华等症状。

♥人参芡实粥

原料：芡实 30 克，人参 10 克，粳米 60 克，大枣 15 克，盐、姜、葱、酱油、食油各适量。

做法：❶将人参研成细末；粳米淘洗干净，放入锅中，再放入芡实、人参和大枣。

❷加入适量清水，煮至黏稠时即可食用。

功效：益气固摄，健脾和胃。

♥熟地黄芪牛肉汤

原料：牛肉 750 克，黄芪、熟地各 50 克，当归头 20 克，白芍 15 克，生姜 3 片，红枣 5 颗。

做法：❶将牛肉洗净，切成块，用沸水汆烫；当归头切成片，红枣去核，熟地、黄芪、白芍、生姜洗净。

❷将全部原料放入锅中,加入适量清水,煮开后用文火煲3小时,调味后即可食用。

功效: 气血两补,固本养颜。

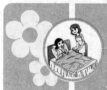

第二节
产后气郁的饮食调养策略

1. 产后气郁的表现

产后气郁多数是由于新妈咪心情不舒畅、忧郁烦闷所致。长期气郁会导致血液循环不畅,影响日后身体健康。

2. 优质食材推荐

(1)橘皮:橘皮中富含维生素C和香精油,晒干后与茶叶一起存放,可与茶叶一起冲饮,味道清香,具有通气、提神的功效。橘皮是一种良好的中药材,能健胃除湿,理气化痰。经常吃柑橘能理气解郁,尤其适合剖宫产遗留手术疤痕的新妈咪,与同属其他精油一起用,具有很好的效果。

(2)蔬菜类:萝卜、丝瓜、苦瓜、洋葱、蘑菇、豆豉等。银耳、香菇、菠菜、黑木耳、猴头菌等,都是性味平和的蔬菜。

(3)谷品类:荞麦、高粱、大米以及性味平和的谷物。

(4)果品类:柑橘、刀豆等。如葡萄、橄榄、花生、大枣、黑芝麻、南瓜子等性味平和的果品。

3. 专家建议

(1)少吃冰冷的食物,如雪糕、冰激凌和冰冻饮料等。

(2)少吃收敛酸涩的食物,如柠檬、李子、石榴、草莓、杨梅、泡菜、青梅等,防止阻滞气机,气滞则血凝。

4. 中药茶饮和药膳

♥橘皮姜茶

原料：橘皮 50 克，嫩姜少许。

做法：❶将橘皮洗净，刮去内层白膜，切成细丝；嫩姜洗净，切成细丝。❷姜丝与两碗水同煮，烧开后转小火煮 5 分钟，加入橘皮，煮 20 秒即可熄火，代茶饮。

功效：舒肝，解郁，止痛。

♥菊花鸡肝汤

原料：鸡肝 100 克，茉莉花 24 朵，银耳 15 克，菊花 10 克，料酒、姜汁、食盐、味精各适量。

做法：❶将银耳洗净，撕成小片，用清水浸泡；茉莉花用温水洗净；鸡肝洗净，切成薄片。

❷将水烧沸，先入姜汁、料酒、食盐，再入银耳、鸡肝，待鸡肝熟后，放入菊花、茉莉花，烧沸后即可。食用时加入味精调味。

功效：舒肝清热，健脾宁心。

♥橘皮粥

原料：粳米 100 克，橘皮 50 克。

做法：❶将橘皮研成细末，粳米淘洗干净。

❷将粳米放入锅中，加入适量清水，煮至粥成时，放入橘皮，再煮几分钟即可食用。

功效：理气运脾，适用于脘痛、不思饮食。

第三节 产后阴虚的饮食调养策略

1. 产后阴虚的表现

新妈咪分娩时出汗过多，会使津液大量丢失，伤津即伤阴，或出血过多，阴血亏损；或素体阴虚，加之产后失血、多汗，使阴虚更甚所致。主要表现为：面色潮红、形体消瘦、心中时烦、口燥咽干、失眠、多喜冷饮、视物眼花、健忘等。

2. 优质食材推荐

（1）甘蔗：除了含有大量的糖分外，甘蔗中还含有脂肪、蛋白质、胡萝卜素、B族维生素、维生素C以及磷、钙、锰、铁、锌等矿物质，其中铁的含量居水果之首。铁是人体中制造红细胞的重要物质，多吃甘蔗不仅能补血，还会使人面色红润。甘蔗性寒味甘，具有清热解毒、和胃止呕、滋阴润燥的功效，适用于新妈咪口渴咽干、小便不利等症。

（2）松子：每100克松子中，含脂肪63.5克，蛋白质16.7克，糖类9.8克。松子性微温味甘，具有滋阴养液、益气润肠等功效。适用于肺燥咳嗽、肠燥便秘、肝肾阴虚之头晕目眩、口干咽燥以及皮肤干燥等症。

（3）百合：性平味甘，具有润肺止咳、补虚强身、清心安神的功效，能治疗新妈咪咳嗽、体虚肺弱等症。

（4）银耳：每100克银耳中含糖类78.5克，蛋白质5克，钙380毫克，维生素以及其他矿物质，还含有粗纤维和17种氨基酸。银耳中的多糖物质能增强新妈咪的免疫力，调动淋巴细胞，加强细胞的吞噬能力，兴奋骨髓造血机能。

3. 专家建议

（1）忌食伤阴的食物，如辛辣的、香浓的、温燥的以及油炸煎炒的食物。

（2）注意烹调方式的选择，如煮、焖、炖、蒸等方式，吃起来不易上火。

4. 中药茶饮和药膳

西洋参茶

原料：西洋参10克。

做法：将参切成薄片，用沸水冲泡20分钟后温服。

功效：润肺清热、益气生津。

莲子百合红豆沙

原料：红豆、红糖各500克，白莲子30克，百合10克，陈皮适量。

做法：❶将红豆、百合、莲子洗净，用清水泡2小时。

②倒入适量的水，烧开后加入红豆、莲子、陈皮、百合，煮开后再用慢火煲 2 小时，最后再用大火煲 30 分钟。

③煲至红豆起沙以及还有适量的水，加入红糖调味后即可食用。

功效：能治肺燥、干咳，适用于产后阴虚。

♥鲜莲**银耳汤**

原料：鲜莲子 30 克，干银耳 10 克，鸡清汤 1500 毫升，白糖、精盐、料酒各适量。

做法：①将银耳用冷水泡发，择洗干净，加入清汤，蒸 1 小时左右，至银耳完全蒸透时取出，装入碗中。

②剥去莲子的青皮和嫩白皮，切去心和两头，氽烫后用水浸泡。

③将鸡清汤烧开，加入精盐、料酒、白糖，倒入装有莲子、银耳的碗中。

功效：健脾、安神、滋阴润肺。

第四节
产后阳虚的饮食调养策略

1. 产后阳虚的表现

产后阳虚的新妈咪形体偏胖，精神不太好，面色灰暗，缺少光泽，总是没精打采；浑身无力，懒于说话；怕冷，四肢发冷，手脚经常发凉；口中乏味，不喜欢喝水或者喜欢热饮；常感身体疲惫，没有力气，喜欢躺着；小便多，大便偏稀，或小便不利。

2. 优质食材推荐

（1）肉苁蓉：性温味甘、咸，能入肾经血分，具有益精血、强筋骨、补肾助火的作用，能治疗肾虚以及肝肾不足引起的膝冷痛、筋骨萎软，还能滑肠通便，滋阴润燥，适用于产后虚弱等症。

（2）党参：性平味甘，归脾、肺经，质润气和，具有健脾补肺、补中益气、生津止渴、益气养血等功效。党参能增加新妈咪体内的血红蛋白，扩张周围血管而降低血压，并可抑制肾上腺素的升压作用。同时，党参还具有抗溃疡、抑制胃酸分泌、调节肠胃运动、降低胃蛋白酶活性等作用。

（3）羊肉：羊肉中的蛋白质含量要高于猪肉，每100克瘦羊肉中含蛋白质17.3克，但脂肪含量少于猪肉，每100克羊肉中含脂肪13.6克。羊肉中含铁和钙，高于猪肉和牛肉。羊肉的营养结构比猪肉更加合理，是滋补佳品。羊肉适用于贫血、早泄、阳痿、浮肿、产后体弱、形寒肢冷、脾胃虚寒之食少等症，十分适合新妈咪食用。

（4）虾：每100克虾肉中含有蛋白质20.6克、脂肪0.7克、磷150毫克、钙35克、铁1.3毫克以及维生素A、维生素B_1、维生素B_2等。虾性温味甘，能滋阴健胃、补肾壮阳，是食疗佳品。

③ 专家建议

产后阳虚的新妈咪，不要"恣食冷饮"，少吃梨、荸荠等寒凉性食物，避免吃从冰箱里直接拿出来的食物。尽量少吃反季节的食物，比如冬天吃西瓜等。

④ 中药茶饮和药膳

虫草全鸡

原料：冬虫夏草10克，老母鸡1只，葱、姜、食盐、黄酒、胡椒粉各适量。

做法：❶将老母鸡洗净，劈开鸡头，放入10枚虫草，再扎紧。

❷将剩余虫草与姜、葱一起放入鸡腹中，加入清汤、食盐、黄酒、胡椒粉，蒸1.5小时，加入姜、葱、味精调味后即可食用。

功效：调补冲任，补肾助阳。

党参红枣茶

原料：党参20克，红枣10克。

做法：将两味药煎汤，代茶饮。

功效：补脾生津，养血安神，温补益气。

党参羊肚

原料：羊肉250克，羊肚150克，党

参 50 克，当归 15 克，肉苁蓉、大葱各 10 克，盐、姜各 6 克，豆豉 5 克，味精、料酒、胡椒粉各适量。

做法：❶将当归、肉苁蓉放入锅中，煎煮取药汁；姜洗净，切成片，葱洗净，切成段。

❷将羊肚洗净，翻转过来，搓上精盐，反复揉搓，再用清水清洗，反复 3 次，再恢复原样。

❸将羊肉洗净，剁成泥，党参去浮灰，豆豉洗净，与姜、葱、料酒、精盐、胡椒粉搅拌均匀，同入羊肚中，扎紧口，放入药汁锅内，小火煮 2 小时。煮透后取出，将羊肚切成丝，加入味精调味后即可食用。

功效：温经养血，补虚止痛。

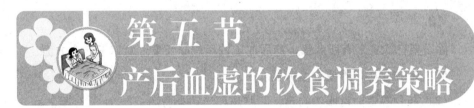

第五节 产后血虚的饮食调养策略

1. 产后血虚的表现

分娩过程中大量失血，会使新妈咪出现血虚的症状，表现为心悸、头晕眼花、睡不好觉等。产后血虚的新妈咪多面色蜡黄，感觉头晕、心慌、出虚汗、腰膝酸痛、身怠无力、记忆力衰退。由于血与气之间关系密切，因而血虚会引起气虚，而气虚不能化生血液，又成为形成血虚的一个因素。

产后血虚引起产后腹痛。分娩时失血过多，或者分娩前素体血虚，会使胞脉空虚失养而腹痛；血少气弱，运行无力，血流不畅而迟缓，发为虚滞腹痛。主要症状有：产后小腹疼痛，其痛隐隐，腹部柔软喜按，恶露色淡量少，舌质淡红，脉细弱。

2. 优质食材推荐

（1）牛奶：牛奶具有补虚损、益五脏的功效，久服或入药，能生津利肠、润泽皮肤，也可用于治疗便秘、皮肤干燥、消渴等症状。牛奶中含有八种人体必需氨基酸，特别是赖氨酸和蛋氨酸，适合产后体质血虚的新妈咪饮用。

（2）猪蹄：猪蹄富含蛋白质和脂肪，以及钙、磷等微量元素。中医认为，猪蹄性凉味甘，具有通乳、补血的功效，适合贫血、产后乳少、血栓闭塞性脉管炎的新妈咪食用。

（3）蜂蜜：每100克蜂蜜中含糖79.5克，水果糖占39%，葡萄糖占34%，都能直接为人体提供热量，补充体液，营养全身。蜂蜜能提高脑力，增加血红蛋白，改善心肌能力。蜂蜜中含有多种矿物质，是产后新妈咪调理血虚体质的良药。中医认为，蜂蜜性平味甘，是滋补养生佳品。

（4）阿胶：阿胶具有促进骨骼造血、补足体内气血的功效，能为新妈咪补充流失的阴血。阿胶富含人体所需的氨基酸、蛋白质、微量元素等多种成分，有利于新妈咪产后恢复，以及提高母乳质量。

3 专家建议

除了要在饮食上有所调整，产后血虚的新妈咪还要注意以下几个方面：

（1）合理起居，不要过度劳累。

（2）药物养生。常服四物汤、归脾汤和当归补血汤。

（3）精神养生。当心情烦躁、烦闷不安的时候，可以听一听音乐，或者看一段相声，使精神振奋起来。

4 中药茶饮和药膳

红枣养血汤

原料：红枣10颗，茶叶5克。

做法：将红枣洗净，加入适量的水，煮至红枣熟烂，再将茶叶用沸水泡5分钟，混合茶汁和枣汤，搅拌均匀即可饮之。

功效：补中益气，养血安神，增强肌力，提高免疫力。

阿胶炖猪蹄

原料：阿胶15克，猪蹄4个，葱50克，食盐适量。

做法：❶将猪蹄去毛洗净，用刀划口，阿胶打碎，葱切段。
❷将猪蹄、阿胶、葱段放入锅中，加水适量，食盐少许，煮沸后用武火炖蒸，猪蹄熟烂后即可食用。

功效：补血。适用于产后贫血、血虚四肢疼痛、疮痈肿痛等。

🩷熟地**粳米粥**

原料：粳米 40 克，熟地 30 克。

做法：❶将熟地用纱布包裹，加入适量的水，煮至药香扑鼻时转为慢火。

❷放入粳米，煮至黏稠，取出熟地后即可食用。

功效：益血，补血。

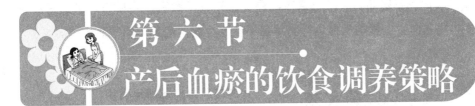

第六节
产后血瘀的饮食调养策略

1. 产后血瘀的表现

新妈咪产后血瘀，主要是瘀阻气闭，易产后血晕，引起产后腹痛、小腹疼痛、拒按或得热稍减、涩滞不畅、四肢不温、舌质暗、舌白滑。还会使肝郁气滞、恶露不尽、乳汁不足、情志抑郁不乐、食欲减退等。

2. 优质食材推荐

（1）黄豆：每 100 克黄豆中含有蛋白质 36.3 克，脂肪 18.4 克，糖 25.3 克，钙 367 毫克，磷 571 毫克，铁 11 毫克，胡萝卜素 0.4 毫克。黄豆性平味甘，具有活血解毒、润燥消水、健脾宽中等功效，适用于面黄体弱、胃中积热、小便不利等症的新妈咪。

（2）三七：三七粉或者浸液能缩短血凝时间，对肝、脾等内脏出血具有很好的止血效果。中医认为，三七性温味甘，适用于新妈咪产后的血瘀之症，具有止血散瘀的功能。

（3）益母草：益母草具有兴奋肠管和子宫平滑肌的功效，能降低血压、改善微循环、增加冠状动脉血流量、减慢心率以及抗血小板凝结。益母草性凉味辛，能去瘀生新、利尿消肿、调经活血。

（4）黑大豆：又名乌豆，营养丰富，蛋白质含量达50%以上，脂肪多为不饱和脂肪酸，含有少量磷脂。黑大豆性平味甘，具有祛风解毒、活血利水的功效。黑豆入肾功效多，能消肿，治水，下气，制风热，活血解毒。适用于产后药毒、风经等症，也有利尿的作用。

3. 专家建议

（1）少吃味精和盐，避免增加血液黏稠度，加重血瘀的程度。不宜吃芋艿、蚕豆、甘蔗、栗子等易胀气的食物。

（2）少吃奶油、肥肉、蛋黄、鱼子、甜食、鳗鱼、巧克力，防止血脂升多，阻塞血管，影响气血运行。尽量不要吃冷饮，避免影响气血运行。

4. 中药茶饮和药膳

♥龙须芡实茶

原料：芡实4克，玉米须、龙眼肉、车前子各3克。

做法：将所有药材置于锅中，加入3碗水，煮沸后用小火再煮30分钟。

功效：除湿清热，利水健脾，养血安神。

♥山楂桂枝汤

原料：山楂肉15克，桂枝5克，红糖30克。

做法：❶将桂枝、山楂肉倒入瓦煲内，加入2碗清水，用文火煎。

❷煎至还剩一碗时，加入适量红糖，调匀后再煮沸即可食用。

功效：活血化瘀，温经止痛。

♥益母草红枣瘦肉汤

原料：瘦肉200克，益母草75克，红枣6颗，水4碗，盐少许。

做法：❶将瘦肉洗净，切成块；益母草洗净，红枣去核，洗净。

❷瘦肉、红枣、益母草同入煲中，煮沸后用文火煮2小时，放盐调味后即可食用。

功效：调经止痛，活血去淤，缓解腹部疼痛。

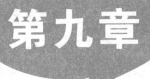

第九章

四季坐月子食谱

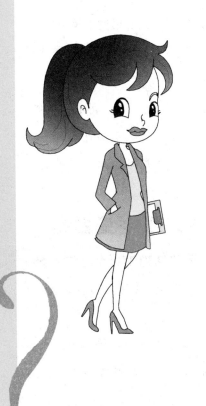

一年四季，气候不断变化，饮食调养的侧重点是不一样的。因此，产后调养只有顺应四时之序，遵循自然规律，才能事半功倍。

第一节
春季坐月子食谱

♥百合冰糖银耳粥

原料： 玉米面 100 克，红枣 30 克，花生米、燕麦各 20 克，百合 15 克，银耳、枸杞各 10 克，黑芝麻粉 1/2 小匙，冰糖适量。

做法： ❶百合、银耳、红枣、花生米用清水泡发 2 小时，放入锅中，煮沸。

❷将玉米面、燕麦、黑芝麻粉调匀后倒入锅中，煮至烂后加入冰糖、枸杞，和匀后晾温即可食用。

功效： 红枣能补中益气；银耳可以养胃补气；花生具有健脾开胃的作用；枸杞能补益筋骨，坚筋耐劳。

♥莼菜香菇冬笋汤

原料： 莼菜 250 克，冬笋、香菇各 30 克，榨菜 15 克，香油 1 小匙，盐 1/2 小匙。

做法： ❶将香菇去掉根茎，洗净泥沙，用温水泡透，切成丝；冬笋去掉硬壳，洗净后切成丝；榨菜洗净后切成丝。

❷将香菇、冬笋丝、榨菜放入锅中，加入适量的水，煮开后倒入莼菜。

❸煮沸后加入盐，出锅后淋入香油即可食用。

功效： 莼菜具有清热、利水、消肿、解毒的功效；冬笋具有滋阴凉血、解渴除烦、开胃健脾的功效；香菇能增强免疫力。

♥鲜香黑芝麻糊粥

原料： 黑芝麻糊 150 克，猪蹄 500 克，粳米 100 克，冰糖 200 克，盐 1/4 小匙。

做法： ❶将粳米淘洗干净，用清水浸泡 1 小时，沥干；猪蹄除净毛，砍成两半。

❷将黑芝麻糊炒香，玉米混合，加水

磨碎，用布袋滤出细浆。

❸往锅中倒入 1500 克清水，再加入猪蹄和盐，大火煮沸，再用小火煮 2 ~ 3 小时，取浓汁 1500 克。

❹将冰糖放入猪蹄汤中，煮至溶化，再慢慢倒入细浆，不断地搅拌，煮至糊状即可食用。

功效：猪蹄具有通乳、补血、拖疮、健腰脚的功效，还有美容功效，尤其适合哺乳期妇女食用。

♥豆腐干炒芹菜

原料：豆干 200 克，芹菜 100 克，红甜菜 50 克，香葱 2 根，料酒 2 大匙，盐、味精各 1/2 小匙。

做法：❶将豆干切成厚片，芹菜去掉根和叶，再切成段，红甜菜切成丝，香葱切碎。

❷将油烧热，爆香葱末，放入芹菜，煸炒一会儿，放入豆干、甜菜丝和盐，炒 1 分钟，加入味精调味后即可盛盘食用。

功效：豆干具有清热、生津、润燥、补中、解毒、除浊、宽肠的功效，适合体质虚弱的产妇食用。

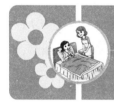

第二节
夏季坐月子食谱

♥绿豆莲子荷叶粥

原料：绿豆 150 克，粳米 200 克，莲子 50 克，荷叶 1 张，冰糖适量。

做法：❶将粳米洗净，沥干；莲子、荷叶、绿豆洗净。

❷将粳米、莲子、绿豆、冰糖同入砂锅中，加水煮至米熟烂。

功效：绿豆具有清热解毒、消除止渴的作用。荷叶、莲子、绿豆都适合肥胖者食用，是自然的瘦身食物。

♥冬瓜绿豆汤

原料：冬瓜 200 克，绿豆 150 克，葱段 30 克，姜片 10 克，盐 1 小匙。

做法：❶将冬瓜去皮、去瓤，洗净，切成方块；绿豆淘洗干净，备用。

❷将适量的水倒入锅中，放入绿豆、姜片、葱段，大火煮开，转为中火煮至豆软。

❸放入冬瓜块，煮至软而不烂时，撒入盐，搅匀后即可食用。

功效：冬瓜能有效抑制糖类转化为脂肪。这道菜具有止渴消暑、利尿润肤、清热解毒的功效。

♥碧菠鱼肚

原料：菠菜 300 克，干鱼肚 50 克，胡萝卜花数片，高汤 1 杯，姜 2 片，葱 1 根，料酒、植物油各 1 小匙，盐、生粉各 1/2 小匙，糖 1/4 小匙，麻油、胡椒粉各适量。

做法：❶将鱼肚洗净，放入姜、葱，在开水中煮 2 分钟，取出切成片，沥干。

❷将高汤煮开，放入料酒、白糖、精盐、麻油、胡椒粉，放入鱼肚煨 5 分钟，沥干。

❸菠菜洗净，切成段；将植物油烧热，放入菠菜、胡萝卜花，炒熟后放入鱼肚及芡汁，炒匀后即可食用。

功效：菠菜含有丰富的铁质，具有补血作用；鱼肚富含维生素和蛋白质，适合产后食用。

♥三七麻油肝

原料：猪肝 300 克，三七粉 10 克，麻油 2 大匙，姜、米酒、盐各适量。

做法：❶将猪肝洗净，沥干后切成片；老姜洗净，切成丝。

❷将麻油烧热，爆香姜丝，把姜丝放入米酒中；用剩下的麻油爆炒猪肝，再淋入有姜丝的米酒。

❸将三七粉用 80 毫升的水拌匀，倒入锅中，翻炒一下猪肝，焖 1 分钟后即可食用。

功效：猪肝中富含蛋白质、卵磷脂和微量元素，是造血不可缺少的原料。

♥花丁群聚

原料：土豆、香肠、胡萝卜各 200 克，黄瓜 100 克，柿子椒 50 克，姜、葱各 5 克，盐、香油各 1/2 小匙，淀粉、料酒各 1 大匙，味精 1 匙，白糖 1/4 小匙。

做法：❶将土豆、黄瓜、香肠、柿子椒、胡萝卜分别切成丁，姜、葱切成丝。

❷将油烧热，放入土豆、胡萝卜，翻炒后加入姜、葱丝，再加入黄瓜、香肠、柿子椒。

❸放入盐、料酒、白糖、味精调味，用水淀粉勾芡，淋上香油即可食用。

功效：健脾消食，润肠通便。

第三节
秋季坐月子食谱

❤麻油猪心

原料：猪心1个，老姜15克，麻油1小匙，米酒2大匙。

做法：❶将猪心对切，去掉内部血块，洗净后切成片状；老姜切成片状。

❷将麻油烧热，爆香姜片，放入猪心，翻炒后加入米酒和水，煮至水滚后即可食用。

功效：麻油能加强子宫收缩，加速子宫的复原。另外，麻油含有丰富的不饱和脂肪酸，能调节激素。

❤金银花粥

原料：金银花、粳米各30克。

做法：❶将金银花洗净，用水煎煮，取浓汁备用。

❷将粳米、金银花浓汁和适量的水倒入锅中，用大火煮开，至黏稠为止。

功效：金银花具有清热解毒、凉血化瘀的功效。中医认为，常食金银花能够"久服轻身，延年益寿"，可用来防治中暑，以及各种热毒疮疡、风热感冒、咽喉肿痛等，也有瘦身减肥的功效。

❤鲜滑鱼片粥

原料：猪骨200克，粳米、草鱼净肉各100克，腐竹40克，太白粉5克，葱、姜丝各适量，味精、胡椒粉各1/2小匙，盐1小匙，香菜2小匙，麻

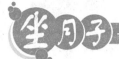

油 1 大匙。

做法：❶将猪骨洗净，敲碎；腐竹洗净后用温水泡软；粳米淘洗干净，沥干。

❷将猪骨、腐竹、粳米同入砂锅中，加入 1500 毫升的水，用大火烧开，再转为小火熬 1.5 小时，放入盐、味精调味，拣出猪骨。

❸将草鱼洗净，切成大片，用盐、姜丝、麻油、太白粉拌匀，倒入滚开的粥内，待粥再滚起，出锅用碗盛起，撒上麻油、胡椒粉即可食用。

功效：猪骨富含脂肪、维生素和蛋白质，还有大量的骨胶原、磷酸钙和骨黏蛋白，能增强免疫力。

胡萝卜煮蘑菇

原料：胡萝卜 150 克，蘑菇 50 克，黄豆、西蓝花各 30 克，味精 1/2 小匙，植物油、盐各 1 小匙，白糖 1 克。

做法：❶将胡萝卜皮切成小块，蘑菇切成片，西蓝花撕成小瓣，黄豆泡软，再蒸熟。

❷将植物油烧热，放入蘑菇、胡萝卜，翻炒后倒入清汤，用中火煮开。

❸待胡萝卜块熟烂时，放入黄豆、西蓝花，再加入盐、白糖、味精，煮透后即可食用。

功效：胡萝卜质脆味美，营养价值十分丰富，含有大量的 β-胡萝卜素，比一般的水果、蔬菜还要高。

清蒸鲤鱼

原料：活鲤鱼 500 克，净笋、火腿各 20 克，黄瓜 30 克，水发冬菇 10 克，熟猪油、姜片、葱段各适量，白糖、香油、盐各适量。

做法：❶将鱼去鳞、鳃和内脏，两面切十字刀口，洗净后备用；冬菇切成小块，笋、黄瓜切成片，火腿切成大片；笋、黄瓜、冬菇用沸水汆烫一下，沥干。

❷将鱼放入汤碗中，配料泼到鱼身上，上笼蒸熟，拣出姜、葱、大料，把鱼连同汁放入鱼盘中即可食用。

功效：鲤鱼具有催乳汁和消肿的作用。

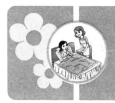

第四节
冬季坐月子食谱

竹笋鲫鱼汤

原料： 鲫鱼300克，竹笋200克，姜丝、葱花少许，黄酒、味精各适量。

做法： ❶将鲫鱼去鳃留鳞，去内脏，加入盐、黄酒、姜丝。

❷将油烧热，倒入竹笋、姜丝，加盐稍炒。放入鲫鱼块，焖片刻，倒入清水500毫升，烧开后用小火煮熟透，放入味精、葱花即可食用。

功效： 鲫鱼肉质鲜嫩，营养价值很高，每100克鱼肉含蛋白质13克、脂肪11克，还含有大量的铁、磷、钙等矿物质，具有和中补虚、除羸、温胃进食、补中生气的功效。

樱桃萝卜

原料： 胡萝卜300克，鸡蛋1枚，面粉、水淀粉、番茄酱、香油、白糖、醋、酱油、盐、味精各适量。

做法： ❶将胡萝卜洗净，切成丁，用沸水煮透，沥干，加入鸡蛋液、水淀粉、面粉，拌匀。

❷将醋、盐、味精、酱油、白糖、番茄酱、水淀粉和500克清水同入碗中，兑成芡汁。

❸将油烧热，放入浆好的胡萝卜丁，炸至表面酥脆呈金黄色时捞出沥油。

❹炒锅留少许油，倒入兑好的汁，炒浓，下入胡萝卜，翻炒均匀，淋入香油，盛盘即可食用。

功效： 胡萝卜是一种质脆味美、营养丰富的家常蔬菜。中医认为它可以补中气、健胃消食、壮元阳、安五脏，对消化不良、久痢、咳嗽、夜盲症等有较好的疗效，故被誉为"东方小人参"。

百合百果粥

原料： 百合50克，红枣20克，莲子、银耳、桂圆肉干各10克，白糖

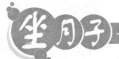

适量。

做法：❶将莲子洗净，用清水泡2小时；百合、银耳、红枣洗净，备用。

❷将适量的水与百合、银耳、红枣、莲子同入锅中，至莲子熟软时，加入桂圆肉干和适量白糖，煮5分钟后即可食用。

功效：百合营养价值很高，鳞茎富含糖类和蛋白质，具有宁神镇静的作用，是良好的滋补食材。这道粥富含高纤维，而且低糖分，易于操作。

♥安神粥

原料：粳米50克，栗子10个，龙眼肉15克，白糖适量。

做法：❶将栗子去壳，洗净后浸泡3小时。

❷往锅中倒入适量的水，放入栗子和粳米，用大火煮开，再用小火煮40分钟。再放入白糖和龙眼肉，10分钟后即可食用。

功效：龙眼肉具有补益心脾、养血安神的功效。

♥金银豆腐

原料：豆腐150克，油豆腐100克，草菇10克，汤料15克，葱2根，淀粉少量，葱油、白糖1小匙，酱油1大匙。

做法：❶将豆腐、油豆腐切成小方块，

❷往锅中加入适量的水，煮沸后放入汤料、豆腐、油豆腐、白糖、酱油、草菇等，煮10分钟。

❸放入淀粉浆勾芡，盛入碗中，倒入葱油，撒上葱段即可食用。

功效：豆腐具有补虚、益气的功效，富含人体必需的8种氨基酸，营养价值很高。

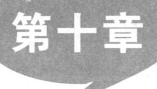

第十章

养颜瘦身食谱

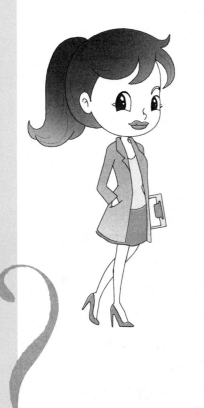

对于很多女性来说，坐月子是人生的新起点，意味着重新塑造美的新契机。因此，女性不能光顾着照顾宝宝，而忽略了自身对美的追求。通过健康的饮食，能重新塑造姣好的面容和窈窕的身姿。

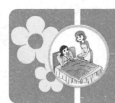

第 一 节
产后祛斑养颜汤羹

♥荷花粥

原料：荷花 15 克，粳米 100 克。

做法：①在荷花盛开时，采摘荷花瓣，阴干后切碎，备用。

②将适量清水倒入锅中，放入粳米，大火将米粒烧至开裂。

③待米粥黏稠时，加入荷花，用小火煮 1~2 分钟即可食用。

功效：吃荷花能调节神经，促进新陈代谢，增强机体免疫力，具有很好的美容护肤效果。荷花瓣阴干后煮成荷花粥，能使人面色红润，皮肤更加细腻光滑，延缓衰老。

♥西葫芦鸡片汤

原料：西葫芦、鸡脯肉各 300 克，鸡蛋 1 枚，胡萝卜 1/2 根，鸡精 1/2 小匙，淀粉、精盐各适量。

做法：①鸡脯肉洗净后沥干，再切成厚片；放入容器中，加入蛋液、湿淀粉，备用。

②西葫芦洗净后切成两半，去掉瓜瓤后切成片；胡萝卜洗净后搅打成泥，备用。

③锅中倒入适量清水，加入西葫芦、鸡精和精盐，煮开后放入鸡肉。

④肉片汆熟，再放入胡萝卜泥即可食用。

功效：此汤品具有美容、保健、安五脏等功效。

♥五色蔬菜汤

原料：南瓜 100 克，长豆、山药各 50 克，胡萝卜 1 根，香菇 3 朵，鸡汁少许，精盐适量。

做法：①长豆洗净，切成段；南瓜去皮，切成片；胡萝卜去皮，切成花片；山药去皮，切成厚片，浸于水中；香菇去柄，剞十字花刀。

②将所有食材全部放入锅中，倒入 8 杯清水，煮沸后用小火再煮 15 分钟，

加入鸡汁、精盐调味后即可食用。

功效：此汤品具有美容、增智、益五脏等功效。

♥腊肉南瓜汤

原料：南瓜 400 克，腊肉 300 克，莲藕 100 克，洋葱末少许，料酒、色拉油各 2 大匙，鸡精 1/2 小匙，精盐适量。

做法：❶将腊肉切成片，用沸水汆烫去盐分；莲藕去皮，切成片；南瓜洗净后切开，掏去瓜瓤，再切成块。

❷将色拉油烧热，炒香洋葱末，放入腊肉拌炒，放入料酒，再倒入 8 杯清水煮沸。

❸放入藕片、南瓜、精盐、鸡精，煮至南瓜熟烂后即可食用。

功效：此汤品能润肺益气、美容养颜。

♥五豆汤

原料：黄豆、青豆、芸豆、黑豆、红腰豆各 20 克，生甘草 10 克，白糖适量。

做法：❶将黄豆、芸豆、黑豆、红腰豆分别用清水泡 1 个小时；青豆、甘草洗净，备用。

❷将适量清水倒入锅中，煮沸后放入

所有原料，加入白糖煮开，再用小火煮 30 分钟即可食用。

功效：此汤品可补中益气、滋补养颜。

♥木瓜炖鲢鱼

原料：鲢鱼 1 尾，青木瓜 1/2 个，水 4 碗，精盐 1 小匙。

做法：❶将木瓜、鲢鱼洗净，备用。

❷将木瓜切成块，放入水中熬汤，用大火煮沸，再用小火炖 30 分钟。

❸将鱼切块，与木瓜一起煮熟，加入精盐后即可食用。

功效：木瓜具有"百果之王"的称号，对胸部发育大有裨益，因而是产妇滋补美胸的佳品。鲢鱼营养价值丰富，热量适中。

♥草莓猕猴桃汁

原料：草莓、猕猴桃各 1 个，柑橘少量。

做法：❶将猕猴桃去皮，切成块；草莓洗干净，用盐水浸泡 10 分钟。

❷将草莓、柑橘、猕猴桃和适量开水一起倒入榨汁机中，搅拌均匀后即可饮用。

功效：猕猴桃富含维生素 A、维生素 C、维生素 K 和矿物质，能润肤消斑，增强抵抗力。

♥奶汤藕块

原料：莲藕 300 克，五香花生 50 克，西蓝花 2 朵，杏仁罐头 1 瓶，白糖（或盐）适量，牛奶、奶油各 1/2 杯。

做法：❶将藕切去藕节，削去外皮，切成块；西蓝花洗净，切成小朵；五香花生剥去外皮；杏仁罐头开瓶控水，用清水冲净后备用。

❷将奶油熔化，加入所有原料和清水，煮沸后加入白糖（或盐），拌匀后即可食用。此汤能扶正补虚、滋养五脏、美肤养颜。

功效：经常喝美白果汁，能让肌肤保持嫩白。

♥桑葚糯米粥

原料：糯米 100 克，桑葚罐头 50 克，冰糖 1 小匙。

做法：❶将罐头中的桑葚捣烂。

❷将糯米洗干净，与适量的清水一起倒入砂锅中，煮熟后，加入冰糖和桑葚，略煮至冰糖化了即可食用。

功效：桑葚富含活性蛋白，营养十分丰富，能提高产妇免疫力，同时还有美容养颜、延缓衰老的功效。

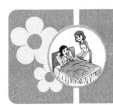

第二节
产后瘦身减脂汤羹

♥雪梨奶露

原料：雪梨 1/2 个，鲜奶 1/3 杯，乳酸菌饮料 3 小匙，蜂蜜 1 小匙，柠檬汁少许。

做法：❶将雪梨去皮、去核，切成小块。

❷将雪梨、鲜奶、蜂蜜和乳酸菌饮料放入搅拌机中，搅拌 1 分钟。滴入柠檬汁，拌匀后即可饮用。

功效：此果汁饮品中含有非常均衡的营养，对产后美容和恢复体力有较好的效果，还是瘦身佳品。

马铃薯玉米浓汤

原料：马铃薯300克，莴苣100克，玉米粒1瓶，胡萝卜1/2根，鱼露、柠檬汁、咖喱粉各1大匙，精盐适量。

做法：❶将马铃薯去皮，切成块；莴苣去掉老皮，莴苣叶留下；胡萝卜去皮，切成块；玉米粒控水。

❷将8杯清水倒入汤锅中，放入所有食材及调味料，入味后即可食用。

功效：此汤能降压降糖，补气健脾。多吃玉米，能清除体内的自由基，减少脂肪堆积。

柠檬香菇汤

原料：香菇200克，柠檬1个，白糖适量。

做法：❶将柠檬切成片，再留少许柠檬切成丝；香菇去柄，洗净后剞花刀。

❷将8杯高汤倒入汤锅中，放入所有原料，加入白糖入味后即可食用。

功效：此汤能降压降脂、补气益胃、生津润燥。

番茄玉米汤

原料：玉米粒200克，番茄2个，香菜末少许，精盐适量。

做法：❶将番茄洗净后用热水汆烫

去外皮，去子切成丁，备用。

❷将8杯奶油高汤倒入锅中，煮沸，放入番茄、玉米粒和精盐，煮5分钟，撒上香菜末即可食用。

功效：此汤能降脂减肥、调中开胃、护肤美容。

鲜蘑豆腐汤

原料：南豆腐150克，鲜蘑100克，植物油2大匙，鸡精、精盐各1/2小匙，葱花15克，素高汤1碗，麻油1小匙。

做法：❶将嫩豆腐洗干净，用沸水汆烫，切成薄片；鲜蘑洗干净，切成小丁。

❷将油烧热，爆香葱花，加入鲜蘑略炒，倒入素高汤，煮开后加入豆腐片和精盐，烧开后加入鸡精，撒上葱花。淋上麻油，盛入碗中即可食用。

功效：这道菜营养丰富，能改善皮肤，适合产后调养。同时含有粗纤维，可保持体内水分平衡，是瘦身佳品。

三鲜冬瓜

原料：冬瓜500克，鸡汤250克，冬笋、蘑菇各25克，火腿30克，葱花、精盐、味精、胡椒粉、水淀粉、麻油、猪油各适量。

做法：❶冬瓜、冬笋、蘑菇洗净，切成片；火腿切片备用；冬瓜片沸水中氽烫。

❷砂锅置于火上，下入猪油烧至成熟，加入冬瓜、火腿、冬笋、蘑菇翻炒，再加入鸡汤、精盐、胡椒粉、味精烧至入味，用水淀粉勾芡，撒上葱花，淋入麻油即可。

功效：消脂解腻，减肥强肌，非常适合产后新妈妈食用。

❤红豆薏仁水

原料：红豆、薏仁、木糖醇各1大匙，无糖豆浆240毫升。

做法：❶将红豆、薏仁用水泡4小时。

❷将红豆、薏仁放入无糖豆浆中，煮至柔软绵密，再加入木糖醇，即可饮用。

功效：红豆和薏仁都是较好的利尿剂，能促进多余水分和代谢废物的排出，能使产妇保持美妙的身材。

❤鲜笋嫩鸡汤泡饭

原料：绿竹笋200克，鸡里脊肉100克，金针菇、酸菜各50克，粳米饭1

碗，鸡粉1/2小匙，精盐1/4小匙。

做法：❶将绿竹笋洗干净，去皮后切成片，倒入700毫升水用大火煮沸。再加入金针菇、酸菜，煮至水开。

❷加入鸡粉、精盐，放入鸡里脊肉熬煮，至肉熟为止。

❸盛入碗中，泡入粳米饭即可食用。

功效：金针菇富含铁质和蛋白质，营养价值很高，具有补血、造血、强壮脏腑机能以及止血消肿等功效。多吃金针菇有清热，柔和肝气的作用。竹笋热量较低，有助于减肥。

❤炒竹笋

原料：竹笋250克，猪瘦肉20克，葱适量，植物油3大匙，酱油2小匙，鸡精1/2小匙。

做法：❶将竹笋剥开，切成长条；将瘦猪肉切成丝；葱切成末。

❷将油烧热，爆香葱末，放入竹笋、瘦肉丝，略炒。

❸加入酱油、鸡精，炒匀后即可盛盘食用。

功效：竹笋富含B族维生素和烟酸等营养素，还能吸附大量的油脂，具有很好的瘦身效果。

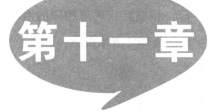

第十一章

月子病的防治

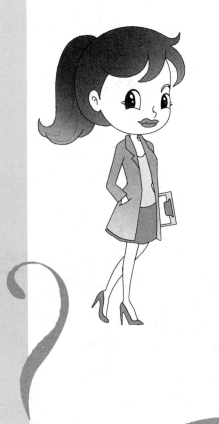

经历过分娩，新妈咪消耗了大量的体力，免疫力明显下降，十分容易受到各种疾病的干扰。新妈咪需要了解一些关于月子病的知识，以便自测身体是否正常，并有利于日常调养，预防各种疾病的发生。同时，新妈咪如果及时掌握一些致病原因，做到对症下药，就能事半功倍，收获更好的效果。

中医综合疗法

中医一贯主张辨证治疗，根据疾病采取相应的治疗措施。其中，主、辅结合的治疗方法是最科学的。具体的方法如下：

1. 药物疗法

在医生指导下，服用相关药物。

2. 饮食疗法

吃一些对症的食物，为人体提供急需的营养物质，从而增强抗病能力。

3. 情感疗法

保持积极的心态和情绪，既不能过于担心，也不要漠然视之，应该注意调动起全身的抗争力。

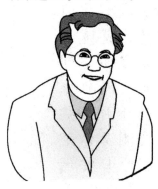

4. 运动疗法

适度的运动以及娱乐，能调整个人身心健康，使生活变得更加轻松、自如。

5. 针灸疗法

对病位、穴位针灸施治，能起到扶正祛邪、调和阴阳、疏通经络的作用。

预防产褥感染

产褥感染，主要是由于病菌侵入生殖器官局部或全身引起的炎症变化，是新妈咪产后易患的较为严重的疾病，也是致使新妈咪死亡的重要原因之一。发生产褥感染之后，由于感染部位的差异，症状也各不相同，一般可以分为以下几种感染形式：

1. 会阴裂伤和缝线伤口感染

这是一种十分常见的感染，表现为伤口红肿，会阴伤口处热痛，出现小便困难，通常不会发热，只要及时治疗，炎症会很快消失。

2. 阴道感染

阴道黏膜出现红肿、溃烂，且带有脓液，常伴有低热。

3. 子宫内膜感染

患者感觉下腹疼痛，白带增多，多为脓性，伴有臭味。同时，体温升高，能达到38℃以上，及时治疗的话，感染会迅速得到控制；不进行及时治疗的话，炎症会继续扩散，侵入子宫及其周围组织，患者会感到下腹剧痛，全身不适，体温可能会升至40℃，并打寒战；炎症依然不能得到控制的话，会蔓延到腹腔，引起弥漫性腹膜炎，病情更为严重，除了高热、打寒战，腹痛会进一步加剧，继而出现呕吐、恶心、呼吸急促、神志不清等症状，少数患者会发生败血症、毒血症，抢救不及时的话，甚至会造成死亡。

注重预防，是对抗产褥感染的重要手段。首先，预防要从怀孕期间开始。在怀孕期间，产妇要注意清洁卫生，积极治疗原有的感染病症。其次，在怀孕的最后3个月及产后42天中，绝对禁止同房，也不要盆浴。分娩时，一旦发生胎膜早破、产程延长、产道损伤和产后出血等症状，及时进行抗感染治疗。在分娩时，新妈咪要多吃东西、多休息、多饮水，以增强自身抵抗力。最后，分娩后要注意饮食营养，尽早进行下床活动，及时小便，避免膀胱内尿液潴留，从而影响子宫的收缩和恶露的排出。同时，注意产后会阴部的清洁卫生，最好使用消过毒的卫生纸和会阴垫。

发生产褥感染后，务必要进行及时、彻底的治疗，防止炎症的扩散、蔓延和留下后遗症。

尤其是新妈咪产后出现体温升高等症状，不要认为是普通感冒而忽略，一定要及时到医院进行相关检查。抗感染是产褥感染治疗的重要原则，辅以整体护理，局部病灶处理，手术或中药等治疗，以及增强新妈咪自身抵抗力。

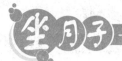

预 防产后大出血

产后大出血，指的是胎儿分娩后的 24 小时内，阴道出血量超过 500 毫升。一般发生在产后 2 小时内，是造成新妈咪死亡的重要原因之一，发生率占分娩总数的 4% ~ 8%。短时间大量失血，会降低新妈咪抵抗力，容易导致产褥感染。产后大出血导致失血性休克的时间过长，可能因脑垂体缺血而坏死，继而危及生命。因此，预防产后大出血十分重要，分娩时尽量选择条件较好的医院，以免发生各种意外情况。

预防产后大出血，主要有以下几条措施：

1. 新妈咪要克服精神过度紧张

在分娩过程中，精神高度紧张会引起宫缩乏力，从而导致胎盘滞留，引起产后出血。另外，分娩时不要过多使用镇静剂、麻醉剂，避免宫缩乏力而引起产后出血。

2. 积极处理产程

注意及时发现异常头先露或者其他阻塞性难产的情况，避免延长产程。产程延长会引起子宫收缩乏力，继而出现大出血。

3. 保养子宫

分娩后，不要过早牵拉脐带或者粗暴按摩子宫，否则会引起胎盘嵌顿，造成大出血。

4. 及时排尿

充盈的膀胱会影响子宫收缩，阻碍胎盘排出。新妈咪要注意同医生协作，互相配合，预防产后大出血。

新妈咪在分娩时精神过于紧张，从而导致子宫收缩不好，是造成产后出血的主要原因。正常情况下，胎盘从子宫脱膜层剥离时，剥离面的血窦开放，会少量出血。当胎盘完全剥离并排出子宫后，出血会迅速减少。但是，倘若新妈咪精神高度紧张以及其他原因，会造成子宫收缩不好，血管不能闭合，可能会发生大出血。

产程过长，镇静剂使用过多，麻醉过深，也会导致子宫收缩无力，发生大出血。羊水过多、巨大儿、多胎妊娠时，子宫过度膨胀，会使子宫纤维过度伸长，产后恢复困难；生育过多过密，会使子宫肌纤维发生退行性改变，结缔组织增生，肌纤维减少而收缩无力等，也是造成产后大出血的原因之一。

 治晚期产后出血

分娩24小时后，在整个产褥期内发生子宫大量出血，即可称之为晚期产后出血。一般来说，以产后1~2周最为常见，少数会推迟到6~8周。剖宫产术后晚期出血，多发于术后2~6周。阴道间断性或持续性出血，或急剧性出血是主要的表现。失血过多，会导致新妈咪严重贫血、失血性休克和感染等。随着剖宫产率的上升，术后晚期产后出血的发生率也在增加，近些年上升趋势明显。

1. 主要原因

（1）胎盘胎膜残留，是最常见的原因。

（2）子宫、胎盘附着部位复原不全。

（3）切口影响子宫收缩，或缝线溶解、松脱，或感染使刀口裂开；缝线过密导致局部缺血坏死；刀口选择位置过低。靠近宫颈外口，因结缔组织较多，导致愈合能力差，出血较为严重。

（4）滋养细胞疾病、子宫黏膜下肌瘤、子宫颈癌、性交损伤等，都能导致晚期产后出血。

2. 临床表现

通常情况下，新妈咪在分娩24小时后，都会有少量的血性液体从阴道流出，但随着时间的推移，这种现象会逐步消失。但个别新妈咪在产后1周，仍会发生子宫大量出血，这是一种不正常的征兆，需引起高度重视。晚期产后出血多发于分娩后数日，甚至在 20～30 天后，表现为产后持续阴道出血，少量、中量或大量出血或是分娩后突然大出血。不同原因导致的出血期临床表现不一样，如剖宫产后的出血可能会发生在产褥末期，多为急性反复大出血。胎盘及胎膜残留，或胎盘息肉所致的大出血，在发生前会连续有少量阴道出血，恶露增多，通常无腹痛症状。失血过多过急，会导致休克，必须引起高度重视。

3. 预防措施

晚期产后出血多数是由于胎盘及胎膜残留导致的，因而需要医护人员在胎盘娩出后，仔细检查胎盘或胎膜有无残留，及胎膜边缘有无断裂的血管残痕，并及时进行处理。剖宫产的子宫切口必须要看清楚出血点，结扎后要缝合子宫，松紧间隔要适当。新妈咪应该注意警惕以下现象，如产后阴道出血时间较长，或伴有异味，应及时就医，提高自我防范的意识和能力。

4. 治疗方法

产后少量或中量流血、持续不净者，医生会给予宫缩素、益母草膏、麦角新碱、生化汤、云南白药等止血，促进子宫收缩；同时，会使用广谱抗生素进行抗感染治疗，并辅以维生素等支持治疗。对胎盘、胎膜残留，或者胎膜附着部位复旧不全者，刮宫效果明显。一般来说，宫缩剂和止血药是主要的处理方法。有滋养细胞或者其他肿瘤者，医生会进行对症治疗。

应对子宫复旧不全的措施

产后子宫复旧不全，主要表现为腰痛、下腹坠胀、血性恶露淋漓不尽，甚至大量出血。即使恶露停止，黄带、白带依然增多，子宫大而软，可有轻度压痛，治疗不及时的话，会导致永久性子宫病变，比如造成结缔组织增生、子宫增大，及哺乳期后月经量多、经期延长。产褥期发生上述现象，应及时就医，也可通过以下方法进行治疗：

（1）服用子宫收缩剂。服用麦角流浸膏 2 毫升，每日 3 次；或是服用益母草流浸膏 4 毫升，每日 3 次，3 天 1 个疗程。通常来说，可停药 3 天左右再进行 1 个疗程的治疗。服用中药益母草膏无不良反应的话，可坚持常服，每日 2～3 次，每次 1 汤匙冲服。

（2）卧床休息时，经常变换体位，不要总是仰卧，防止子宫后倾。

（3）子宫后位者，可做新妈咪保健操，尤其是膝胸卧位运动，能矫正子宫后倾，每次 10～15 分钟，每日 2 次。

（4）如有炎症，应该选择合适的抗生素控制感染。

子宫恢复的快慢，与新妈咪的年龄、分娩次数、身体状况、分娩性质及是否哺乳等都有关系。产妇年龄大、分娩次数多、身体素质差的，子宫恢复均较慢。一般来说，哺乳能反射性地促进子宫收缩复旧。

防治产后贫血

贫血是新妈咪常见的产后营养缺乏症，会影响新妈咪的健康及产后的复原。贫血一般表现为面色萎黄、口唇黏膜和眼结膜苍白、发枯、肤涩、无力、头晕、气急、心悸、疲倦等血虚症状。孕期严重贫血会使产后体质虚弱，临产时收缩无力、滞产等，还会引起虚脱，甚至休克。

膳食中铁吸收率较低是造成新妈咪易发生贫血的重要原因之一。我国膳食以谷类和根茎类食物为主，铁吸收率仅为 5% 左右，即使是铁含量丰富的动物性食物，铁的吸收率也不过 15% 左右；同时，膳食中还含有如植酸、磷酸盐等干扰铁吸收的因素。而哺乳本来对铁的需求就多，再有挑食和偏食等不良生活习惯时，无疑增加了患上缺铁性贫血的可能性。

基于上述因素，新妈咪的饮食调养就显得十分关键，多吃一些铁含量丰富的食物，如瘦肉、猪血、豆类和动物性肝脏等，以及一些水溶性维生素含量丰富的水果和绿叶蔬菜，如萝卜、芹菜、柑橘、西红柿等。维生素 B_{12} 与叶酸的配合，可增强治疗贫血的效果，能预防恶性贫血，而维生素 C 能促进铁的吸收。

1. 增加血色素铁的摄入量

血色素主要存在于畜禽的肝脏、瘦肉、血液和蛤贝类，因此增加动物性食品的摄入量，既能增加血色素铁的供给，并且血色素铁不受植物性食物中植酸和草酸的影响，所以，新妈咪应该增加肉类、动物血液和动物肝脏的摄入量。动物性食物中含有丰富的蛋白质，有利于铁的吸收，而动物肝脏中含有很多核黄素，能促进铁的吸收。

2. 增加维生素 C 的摄入量

维生素 C 能促进铁的吸收，增加维生素 C 的摄入量，有利于预防和治疗贫血，因而新妈咪需要多吃水果和新鲜蔬菜。水果和蔬菜中的维生素 C 能与铁形成可溶性螯合物，使铁在碱性条件下，仍能呈溶解状态，有利于铁的吸收。

3. 增加叶酸、维生素 B_{12} 的摄入量

叶酸广泛存在于各种动、植物性食品中，其中肝、肾、蛋类及酵母中含量较为丰富。维生素 B_{12} 主要分布于肉类、龟类、蛋类、贝壳类和动物肝脏中。因此，需保证新妈咪每日膳食中含有一定量的动物性食品，尤其是动物内脏。

下面，推荐几种补血的食疗法：

♥黄花菜猪瘦肉汤

原料：猪瘦肉 500 克，黄花菜 80 克，红枣 10 枚，盐适量。

做法：❶将猪瘦肉洗净，切成小块，备用；黄花菜洗净，红枣去核洗净。❷将所有原料一起放入煲锅中，煮至猪瘦肉烂，即可食用。

♥猪蹄通草汤

原料：猪蹄 1 只，通草 3 克。

做法：❶将猪蹄、通草和 1500 毫升的水，一起放入锅中共煮。❷先用大火，再用小火，煮 2 小时左右，连服 3~5 天。

五香鲤鱼

原料： 鲤鱼中段 500 克，酱油、料酒、白糖、生姜、葱白、八角、桂皮、五香粉、花生油、盐各适量。

做法： ①将鲤鱼洗净，沥干水分，用刀劈成约 1 厘米厚的鱼块，放入盐、料酒和酱油，拌匀后腌渍 30 分钟。

②放入花生油，鱼块炸至棕黄色起壳时，用漏勺捞出鱼块。

③放入葱段、八角、桂皮和生姜片，略煎后倒入炸好的鱼块，加水漫过鱼面，再加入白糖、酱油、料酒，大火煮沸后用小火煮，再用大火收汁，撒上五香粉，即可食用。

预防恶露过期不止

一般连续 20 天左右，产后恶露都会排净。倘若过期仍然排不干净，需要采取相应的防范措施。除了请医生诊治，还有采取以下措施进行配合治疗：

（1）采取食疗法，如淮药粥、芡实粥、人参粥、赤豆粥和人参山药乌鸡汤等。

（2）绝对卧床休息，减少活动，不要行走、站立，会使中气下陷，导致子宫下垂。

（3）保持卧室整洁，夏天要做到凉爽通风，不要让新妈咪出汗过多，不要吹穿堂风；冬季注意保暖，保持室内湿度。

如果新妈咪向来身体强壮，产后恶露多，且过期不净，颜色鲜红或紫红，黏稠并伴有臭味，感觉发热、口干咽燥等现象，除了求医用药外，还要注意饮食，食材要新鲜、卫生，预防寒邪侵袭。

如果新妈咪阳气亢盛，血分有热，注意饮食要清淡，多吃新鲜水果，如橙子、苹果、柚子等，也可以切成块煮热温食。多吃菠菜、萝卜、冬瓜、丝瓜等蔬菜，还可常吃冬苋菜粥、青萝卜粥、藕汁粥、菠菜粥等粥类。平时注意多饮水，忌吃辛辣、煎炒、油腻的食物。

在坐月子期间，新妈咪悲伤、忧愁，或者过度思虑、操劳，也会造成恶露过期不止。除了改变外部环境外，应尽量避免语言刺激，注意帮助新妈咪排解忧愁，给予一定的安慰和开导。

此外，还可以采取以下治疗方法：

（1）益母草50克，煎水，加入适量红糖，每日1剂，分3次服，连服1周。

（2）黄酒、童便各10毫升，混匀，用微火煎开，温后立服，每日1次，连服3天。

防治产后腹痛

除了产后宫缩痛，产后腹痛主要由两种原因引起，下面分别为新妈咪介绍产后腹痛的两个原因及主要的治疗方法。

1. 血虚

在分娩过程中，新妈咪由于失血过多，或者本身体质气血虚弱，会产生腹痛。主要表现为：小腹隐隐作痛，延绵不绝，腹部喜热水搓按，恶露量少，色淡红、清稀，或伴有耳鸣、头晕眼花、疲倦无力，或兼有大便枯燥、面色萎黄。

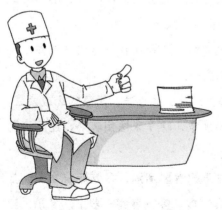

主要的护理治疗措施分为5个方面：

（1）卧床休息。保证充足的睡眠，避免久坐、久站、久蹲，防止子宫下垂、脱肛等症状的发生。

（2）增加营养。选择食用一些药膳，如扁豆粥、人参粥、猪肾粥、黄芪当归鸡汤、当归生姜羊肉汤、枣杞鲫鱼汤及参枣羊肉汤等。

（3）预防大便结燥。服麻仁丸，早、晚加服蜂蜜1匙。多吃水果、新鲜蔬菜，润肠通便。

（4）热熨及艾灸。可用艾条灸关元穴（脐下3寸，即脐下约3横指）、中极穴（脐下 4 寸，即脐下 4 横指），也可用盐炒热装布袋热熨痛处，或熨关元穴、中极穴。

（5）及时就医。恶露量多或者创伤流血不止者，需尽快就医止血。

2. 调养不慎

在坐月子期间，新妈咪起居不慎，饮食生冷，或腹部受侵风寒，冷水洗涤，会使寒邪乘虚而入，导致血脉凝滞，气血运行不畅，不通则痛。有些新妈咪产后由于悲伤、忧虑，肝气不舒，肝郁气滞，则会导致血流不畅，气血淤阻，也会造成腹痛。长时间坐、立、蹲和卧，不经常变换体位，会引起瘀血停留，而导致下腹疼痛坠胀，甚至引起腰酸、尾骶部疼痛。主要的症状有：产后小腹疼痛、喜温喜按或者喜温拒按，热敷则有所减轻。

防治腹痛的主要措施有 7 个方面：

（1）小腹部热敷法。用热毛巾热敷痛处，或热敷脐下 10 厘米处的中极穴、脐下 5 厘米处的气海穴。

（2）热熨法。选用中药陈皮、艾叶各 20 克，肉桂、小茴香、吴茱萸各 10 克，干姜 12 克，木香 15 克等温热药适量，用水浸润炒热装袋，趁热熨于痛处，冷了再加热，每次 10 ~ 15 分钟。

（3）按摩法。用热手按摩下腹部，具体操作方法为：先从心下擀至脐，在脐周作圆形揉按数遍，再向下擀至趾骨联合上方，再作圆形揉按数遍，然后将热手置于痛处片刻，重复上述动作。在作圆形按摩时，方向与前一次相反，如此反复按摩。早、晚各 1 次，每次 10 ~ 15 遍。

（4）益母草膏 1 匙。每日 3 次，化瘀止痛。

（5）注重食疗。可选择醪糟蛋、羊肉桂心汤、生姜红糖汤、益母草煮醪糟、当归生姜羊肉汤。胸胁胀满、小腹胀痛者，可多吃韭菜、金橘饼和橘柑，少食饮料、生冷瓜果。

（6）保持良好的心情。新妈咪应该保持心情愉悦，避免受生活琐事的刺激，坦然面对。

（7）注意保暖防风。尤其是下腹部，忌用冷水洗浴。

预 防产后腰腿痛

产后腰腿痛，多以腰、臀和腰骶部疼痛日夜缠绵为主，部分患者伴有一侧腿痛。疼痛部位多在下肢内侧或外侧；有的可伴有双下肢沉重、酸软等症。这种病多数由于骶髂韧带受损或者骶髂关节损伤而引起。主要原因有以下几个方面：

（1）产后休息不当，过早的久坐或者久站，导致新妈咪妊娠时松弛的骶髂韧带不能快速恢复，造成劳损。

（2）在分娩过程中，新妈咪骨盆韧带损伤，加上产后过早劳动或者负重，增加了骶髂关节的损伤机会，引起关节囊周围组织粘连，阻碍了骶髂关节的正常活动。

（3）产后起居不慎，腰骶闪挫或者腰骶部先天性疾病，如骶椎裂、隐形椎弓裂等诱发腰腿痛，产后加剧。

主要的防治措施有两条：

（1）新妈咪在产后要注意休息和增加营养，不要过早久坐和久站，更不用过早劳动和负重。

（2）注重日常起居保养，避风寒。每天坚持做产后操，可有效预防产后腰腿痛。

通常情况下，经过几个月到 1 年左右的时间，产后腰腿疼痛会自然缓解。倘若长期不愈，可选择理疗、推拿等方法进行治疗，并遵医嘱服用相关消炎止痛药物。

预 防产后颈背酸痛

有一些新妈咪在给宝宝哺乳后，经常会感到颈背酸痛，随着哺乳时间的延长，症状会进一步加深，这便是哺乳性颈背酸痛症。预防颈背酸痛的措施主要有以下几个方面：

（1）及时纠正不良喂奶姿势，避免长时间低头喂奶。

（2）在给宝宝喂奶时，要间歇性地做头后仰、颈向左右转动等动作。夜间不要总是单侧睡觉，平时注意活动颈部。

（3）在怀孕期间，及时治疗颈椎病，消除诱因。

（4）注意颈背部保暖，避免风扇、空调直接吹向头颈部。

（5）增加营养，平时进行自我按摩，改善颈背部血液循环。

 治产后手指、腕部疼痛

在分娩时，新妈咪皮肤毛孔、关节打开，加上产后气血两虚，易使风寒滞留于肌肉和关节中，再加上照顾宝宝和家务劳累，使得肌肉关节受到损伤，易引起伸腕肌腱炎和腕管综合征。

1. 伸腕肌腱炎

以大拇指和手腕交界处的疼痛最为明显，特别是腕部疼痛或酸痛，握拳或者做拇指伸展动作如写字、握筷子、举杯子以及拿奶瓶等活动时疼痛会加剧，手臂上能看见条索状肿胀物，治疗不及时或者休息不充分的话，疼痛会日益加剧。

2. 腕管综合征

手臂正中神经在腕管内受累于发炎肿胀的肌肉，即会引起手指疼痛麻木。开始时，只有刺痛感，会在睡眠中痛醒，活动一下手指便会很快消失。倘若治疗不及时，数月后会发展为手掌内外肌肉萎缩。

针对上述两种症状，可以采取以下几种方法：

（1）注意月子期间不要着凉，室内要干燥、通风，温度不能太低。洗浴时间不要太长，水温要合适。

（2）避免过于劳累，手指和手腕疼痛时要注意休息，尽量减少家务劳动。

（3）月子里要少吃酸性食物，如鸡肉、香蕉等，少喝啤酒。

疼痛发生后，及时就医，在医生的指导下用药，不要自行用力按摩疼痛处。可以采取热敷的方式来减轻疼痛，加一些补气养血、通经活络的中草药，效果会更好。

治产后便秘

在分娩后的头几天，新妈咪往往会发生便秘，有时三五天不解大便，或者解大便困难，引起腹胀、食欲缺乏。严重的，还会发生脱肛、痔疮和子宫下垂等疾病。引起产后大便困难的原因主要有以下几个方面：

（1）妊娠晚期子宫增大，腹直肌和盆底肌被膨胀的子宫胀松，部分肌纤维甚至断裂；产后，腹肌和盆底肌肉松弛，收缩无力，腹压降低，再加上新妈咪体质较弱，解大便时用不上力，难以依靠腹压协助排便，因而会出现排便困难。

（2）产后几天，新妈咪多卧床休息，活动减少，影响肠胃蠕动，造成排便困难。

（3）在产后几天内，新妈咪饮食相对单调，缺乏纤维素类食物，特别是粗纤维，减少了对消化道的刺激作用，使肠胃蠕动减弱，影响排便。

防治新妈咪便秘主要有以下几种方法可供参考：

（1）新妈咪要适当地进行活动，不可长时间卧床。产后前两天要勤翻身，吃饭时最好坐起来，两天后可以下床活动。

（2）多喝汤、饮水，每天吃一定比例的杂粮，做到粗、细粮搭配，主食要多样化。在吃肉、蛋类食物的同时，多吃一些含纤维素多的水果和新鲜蔬菜。

（3）每天要保持心情舒畅，避免出现不良情绪，不良情绪会导致胃酸分泌量减少，从而减缓肠胃蠕动。

（4）取蜂蜜、核桃仁和黑芝麻各60克，制成药剂服用。方法为：将芝麻、核桃仁捣碎，磨成糊，煮熟后冲入蜂蜜，分2次1日内服完，具有润肠通便的作用。

发生便秘后不要着急，多吃些水果、蔬菜，多喝水，能使粪便软化，容易排出。也可以睡前饮 1 小杯蜂蜜水，清晨空腹吃 1～2 根香蕉，或者睡前空腹吃 1～2 个苹果，三餐喝粥，均能缓解便秘。必要时，可在医生指导下服用果苷片等相关药物，效果十分明显。

 # 防治产后外阴发炎

外阴部常因局部皮肤损伤和产后调养不当，引起细菌感染而发炎。急性外阴发炎时，严重的会引起发热、腹股沟淋巴结肿大、压痛等。倘若急性期发作较轻，并未引起重视，可能会转化为慢性，造成局部皮肤粗糙，外阴瘙痒，继而影响以后的工作、学习和生活。主要的防治方法有下面几种，需要对症选用。

（1）产后保持外阴皮肤清洁，大小便后用纸擦净，由前向后擦，最后擦肛门部位。大便后最好用温开水冲洗外阴，每天可用 1：5000 的高锰酸钾液冲洗一次。

（2）恶露未净时，应该勤换卫生巾，勤换内裤，内裤尽量选择舒适透气的棉织品，能够很好地保持外阴清洁。如果局部出现创伤、擦损，选择金霉素油膏或红霉素油膏涂抹局部。

（3）月子期间务必要尽早下床活动，不仅能够增强子宫收缩，利于恶露的排出，还能预防和减少产后发炎。

（4）注意月子里的卧姿。新妈咪如果有外阴部裂伤或者有外阴部切口，躺卧时，应该卧向没有伤口的一侧，可以减少因恶露排出而引起感染的机会。

（5）如果外阴部出现红色小点凸起，可在局部涂些 2% 的碘酒。值得注意的是，不能涂在周围的皮肤上，只能涂在凸起的部位，但对碘酒过敏的人，不要涂擦。如果出现脓点，可用消毒针头挑破，再用消毒棉擦去脓液，涂上抗生素油膏。

（6）如果局部出现红、热、肿、痛等症状，局部可用热敷的方法。取野菊花、蒲公英各50克，黄檗30克，大黄10克，煎水，洗涤外阴。也可以口服磺胺、螺旋霉素等抗生素。

（7）局部化脓的话，除了采取上述措施，还可取蒲公英、煅石膏各30克，大黄15克，熬水，坐浴。

（8）如果局部瘙痒，可用1∶5000的高锰酸钾溶液坐浴。尽量不要用热水烫洗，反复烫洗的话，会使局部皮肤受损，导致越来越痒。

防新妈咪产后中暑

新妈咪在夏季要注意预防中暑，对此，应该注意做好以下几个方面：

1. 保持居室整洁

注意通风，勤打扫，保持居室整洁，经常开窗，通风透气。新妈咪的床位注意避开"穿堂风"，床上可铺凉席，必要时垫个被单。新妈咪可以使用扇子或者电扇，不要直吹。

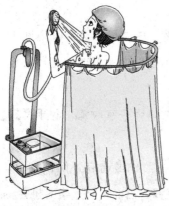

2. 注重个人卫生

分娩1周后，每天应该用温水擦洗身体，条件允许的话可以进行淋浴。穿宽大柔软又吸汗的衣服，穿得不要过多，尽量不穿透风散热效果较差的尼龙衣服。

3. 吃易消化、营养高的稀薄食物

多吃蔬菜、水果，尤其是西瓜，西瓜具有降温、利尿、补充水分等功效。多喝淡盐水或温开水，也可选择喝绿豆汤、菊花茶和金银花露等解暑之品。

4. 及时治疗

新妈咪在夏天出现发热、口渴、心慌、头晕、恶心等症状时，不要耽误，及时采取相应的措施。将新妈咪转移到阴凉通风处，解开衣服，使用十滴水或藿香正气水等，也可采取物理降温法降低体温，如放置冰袋、电风扇轻吹等。经简单处理仍不能缓解，并伴有发热、呕吐、腹泻、面色苍白等症状时，立即送医院抢救，不可耽误。

 治乳房胀痛

减轻乳房胀痛，主要有以下两种方法：

（1）发生乳房胀痛时，尽快使乳腺管畅通，及时将淤积的乳汁吸出来。所以，一旦发生胀奶，应及时进行处理。

（2）乳房胀痛但能挤出乳汁的，应该采取正确的喂奶姿势，经常让孩子吃奶，能使乳房变软。如果宝宝吃不下多余的奶，可以用吸奶器吸出来。乳房胀痛但不能挤出乳汁的，可以采取以下几种方法：

①哺乳前热敷乳房，轻轻地从四周向乳头方向按摩、挤捏，使乳汁排出来。

②用吸奶器吸奶，保持乳腺管畅通。

③让婴儿吸奶，吃不尽的乳汁，可以用吸奶器吸尽。

④两次哺乳间冷敷乳房，减轻充血。

⑤取发酵面团 150～200 克，均匀地敷在乳房上，用热毛巾敷 30 分钟，然后擦去乳头周围的面团，用手向乳头方向挤捏，并用吸奶器吸出乳汁。

倘若未见好转，并伴有畏寒、突发高热等症状，很可能已发展为急性乳腺炎，应及时到医院就诊。

如果因其他原因不能喂奶，应在产后 24 小时内开始回奶，也可口服雌激素或用生麦芽水煎服代茶饮。如果乳房胀痛明显，选择用芒硝 500 克包在乳房上。尽量少饮汤水，以利于回奶。

防 治乳腺炎

急性乳腺炎，常常又被称为"奶疖"。通常来说，第一次生宝宝的新妈咪十分容易在产后患急性乳腺炎，而乳汁淤积是发生急性乳腺炎的根本原因。造成乳汁淤积的主要原因是乳汁分泌多，婴儿吸吮少，不能一次性排空。还有，新妈咪的奶头皮肤娇嫩，耐受不了婴儿吸吮时对奶头的刺激，造成乳头组织损伤，从而形成奶头皲裂。特别是奶头短，奶头状况不良的，十分容易出现奶头裂口。裂口后，婴儿吸吮时会造成剧痛，因而喂奶时间就短，甚至不敢让宝宝吸吮奶头，使大量乳汁淤积在乳腺内，乳汁在乳腺内逐步分解，分解后的产物十分适合细菌的生长。倘若外面的化脓性细菌从奶头裂口侵入，会在乳腺内大量繁殖，即会引起乳腺炎。

一旦得了乳腺炎，应及时治疗，尽早控制，不能使其发展为化脓。治疗乳腺炎，主要的方法有下面几种：

1. 暂停哺乳

用吸奶器或者用手挤出乳汁，避免乳汁残留造成新的感染。

2. 验方治疗

验方多在民间流传，有些有效，有些则缺乏科学依据。如果采用的验方无效，则会延误病情。这里，介绍几个经过临床验证疗效较好的验方，以供参考：

（1）干蒲公英20克，没药、栝楼、青皮、连翘各15克，煎水内服，发高热时第1天服2剂，从第2天起，每天1剂。同时，将鲜蒲公英捣烂成泥，外敷硬块处，每12小时换1次。

（2）鲜蒲公英50克，煎水内服，一剂熬3次，开始时每天服2次，从第3天起每天服1次。同时，用鲜蒲公英捣烂外敷。

（3）感觉畏寒发热时，取陈皮、栝楼、黄芪、花粉、连翘、生栀子、金银花、皂角刺、甘草各10克，柴胡、青皮各5克，煎水，服用时加黄酒或者白酒 1 小杯，饭后 1 次服，每天 1 剂。

（4）当乳腺炎出现肿块时，取连翘、金银花各 15 克，陈皮、青皮、甘草、穿山甲各 10 克，栝楼仁 7 克，煎水内服，每天 1 剂。同时，外敷鱼石脂软膏。

（5）倘若出现跳痛，说明已经开始化脓。取黄芪、党参各 20 克，白芷、升麻、穿山甲各 10 克，青皮、甘草、皂角刺各 5 克，煎水内服，每天 1 剂。

3. 热敷

发现有乳腺炎时，及时进行热敷，用干净的毛巾，在热开水中泡过，尝试着进行热敷。无论乳腺炎发展到什么程度，热敷都能够消炎去肿。

4. 理疗

红外线能促进局部血液循环，有利于炎症的吸收消散。

5. 西药治疗

可口服或注射红霉素、青霉素等，需在医生指导下用药。倘若已经化脓，及时到医院就诊，采取相应的治疗措施。

6. 主要的预防措施

（1）产后 30 分钟内，尽早进行喂奶。

（2）预防乳头皲裂。造成乳头皲裂的主要诱因是：乳头皮嫩、内陷、不洁和扁平。妊娠后，最好每天用温开水擦洗乳头，使乳头皮肤变厚。如果乳头发育不好，出现内陷，擦洗完后可轻轻将乳头向外提拉。这样，能增强乳头皮肤的耐力，使乳头外突，保持乳头清洁。每次喂奶前，用温开水擦洗乳房和乳头，保持正确的喂奶姿势，宝宝应将乳头和大部分乳晕含在口中。喂完奶后，将乳汁涂于乳头上。另外，不要让宝宝含着乳头睡觉，否则乳头被浸泡而易破。

（3）防止乳汁淤积。每次哺乳时，尽可能让宝宝吸尽乳汁。如果宝宝食量小，乳汁吸不完，可用吸奶器吸尽或者挤掉。如果乳房有硬块，可作局部热敷，促使软化，再用吸奶器将乳汁吸出。

（4）一般来说，倡导按需喂养，不规定喂养次数和时间。

（5）断奶前，逐步减少喂奶次数，再进行断奶，避免乳汁淤积而发炎。

防治产后尿失禁

产后不能自主约束小便而自遗，并伴有小便过频，甚至于白昼达数十次，即为产后尿失禁。难产时分娩时间过长、胎儿先露部位对盆底韧带以及肌肉的过度扩张、胎儿压迫膀胱过久是造成产后尿失禁的主要原因。如果体力不佳，产后咳嗽等增加腹压的因素都会影响到盆底组织复旧，而发生张力性尿失禁。

中医将产后膀胱尿失禁归入"产后小便数候""产后尿血候""产后遗尿候"范畴，统称为"产后排尿异常"。病因多为膀胱气化失职所致，与肾、肺有直接的关系。因肾司二便，与膀胱为表里；肺主一身之气，通调水道，下输膀胱。产时劳伤气血，脾肺气虚，不能制约水道；或多产早婚，房劳伤肾，肾气不固，膀胱失约所致；产程过长或处理不当，损伤膀胱而发生产后尿失禁。

产后尿失禁的主要临床表现为：小便频数或失禁发生在产后1周左右，初起多有排尿疼痛，尿时淋漓不断，尿中夹有血丝，继则小便自遗，苔薄白，脉沉细。

目前，能够彻底避免新妈咪分娩时的骨盆底损伤的方法尚未发现。因此，只能在分娩后对受损的身体进行合理养护，才能保证新妈咪的身体健康。

1. 增加入厕次数

（1）产后2~3天。在这个阶段，很多新妈咪不会有尿意，甚至连厕所都不想去。但是，这并不意味着膀胱内没有积存的尿液，倘若排尿不及时的话，过量的尿液会对膀胱造成很大的伤害。此时，新妈咪应该在医生的指导下，增加入厕排尿的次数。

在这段时期，很多新妈咪会发生似乎没有用力或者根本没有尿意的情况下，会不知不觉地排尿，这便是尿失禁。尤其是在出院时，从感知到尿意再到排尿，新妈咪所能反应的时间是非常短暂的。为了避免尴尬的场面，应该逐步增加如厕排尿的次数。

（2）产后1个月内。如果新妈咪想要做恢复操的话，最好在医生的指导下进行，因为此时的骨盆底肌肉和韧带尚未恢复到能够耐得住各种压力的程度。过度或不当的运动反而会增加腹压，不利于骨盆底的复原。这个阶段，新妈咪最好能够选择不用下床的运动，而侧身躺卧的姿势会有利于骨盆底的恢复。分娩后，紧身衣物会增加骨盆底的负担，为了自身健康，新妈咪可暂时不要过于追求苗条的身材。

（3）产后1个月后。到了这个阶段，自然分娩的新妈咪会阴处的疼痛大多已经消失，可以进行适度的骨盆底恢复训练。从这个阶段到产后8周内，尽量坚持进行这样的训练，作为一种生活习惯持续下去，骨盆底就会如同生育前一样健康，更别说担心尿失禁的困扰了。

（4）产后4个月后。如果产后4个月还没有完全治愈尿失禁，新妈咪要尽快就医。分娩所造成的骨盆底轻微损伤，只会导致产后短暂的尿失禁症状。随着骨盆底的逐步恢复，尿失禁的现象也会慢慢消失，排尿也会恢复正常。倘若产后4个月以上仍然无法控制排尿，应该及时就医，接受专业的检查和治疗，避免影响日后的正常生活。

2. 尿失禁的紧急措施

虽然产后尿失禁的现象是轻微、暂时的，但发生时总是令人尴尬的。为了避免发生时的不知所措，新妈咪最好随身携带卫生护垫或卫生巾。当然，这些都属于补救措施，最好寻求医师进行专业的治疗。

防治产后漏奶

产后不久，有些新妈咪乳汁会不断地外流，民间称之为"漏奶"。

漏奶，指的是乳房不能储存乳汁，随产随流，医学上称之为产后乳汁自出，属于病理性溢乳，需要治疗。漏奶不仅使婴儿得不到母乳喂养，还会给新妈咪增添很多烦恼，很难整天穿着干净的衣服，还易发感冒。有些新妈咪气血旺盛，乳汁生化有余，乳房充满，盈溢自出，并不属于病态，应加以区分。

产后乳汁自出，多因气虚、中气不足、不能摄纳乳汁，而致乳汁自出；或者因产后情志不畅，经常忧虑、悲伤和思虑，使得肝气抑郁、气郁化火、肝经火盛，迫使乳汁外溢。当然，应该根据不同的病因采用不同的治疗方法。

（1）若因气虚不固者，应该加强食疗，选用补气、益血、固摄的药膳，如扁豆粥、芡实粥、黄芪羊肉粥等。

（2）若属于情志不畅而致乳汁自出者，新妈咪应该注意调理情志，慎怒、少忧虑、断欲念，避免日常琐事的刺激。

（3）除了寻求治疗外，还应该注意勤换衣服，避免湿邪浸渍。冬天可用2～3层厚毛巾包扎乳房；也可用煅牡蛎粉均匀地撒在两层毛巾中间，当药粉厚如硬币时再包扎乳房，以加强吸湿作用。

治产后发热

分娩后，产妇在产褥期内以发热为主症，或突然高热寒战，并伴有其他症状者，称为"产后发热"。产褥期内，生殖道创面受病菌感染，从而引起局部或全身炎症。其病因有内源性感染和外源性感染两种。

中医认为，产后发热的病因为分娩时的出血和产伤，邪毒乘虚侵入细胞中，正邪交争，营卫失调，致令发热；或产后失血伤气，百脉空虚，腠理不密，卫外不固，感受时邪而致发热；或产后恶露不尽，瘀血停滞，久而作热；或由于产时或产后失血过多，阴血暴虚，阳无所附，以致阳浮于外而发热；或产后脾运未复，饮食失节，运化失司，食滞化热；或产后乳络不畅，以致乳汁不下，蕴阳乳络，久而发热。

产后发热的主要临床表现为：产褥期内，以发热为主，恶露或多或少，小腹疼痛，纳谷不馨，苔薄或薄腻，脉细数或滑数。

1. 食疗法

（1）粳米 50 克煮粥至半熟，加入新鲜的藕 50 克，糖少许，可作早餐食用。适用于产后口干心烦、发热不退、恶露不尽者。

（2）绿豆芽 400 克，用沸水氽烫后捞出，沥干装盘；加入 10 克麻油、5 克酒、盐、味精、白糖，拌匀后浇在绿豆芽上，作为菜肴，可经常食用。适用于产后高热寒战、胃纳不佳、低热自汗、口渴心烦者。

（3）山楂、麦芽各 30 克，萝卜籽 15 克，橘皮 1 个，一同煮汁饮服，饭后服 1 小碗，每天 3 次。适用于产后发热、饮食不节、嗳腐吞酸、腹胀者。

（4）粳米 50 克，煮粥至半熟，加 30 克压碎的桃仁，煮熟，早、晚服食。适用于产后发热、瘀血内阻或乳痛者。

2. 外治法

（1）乳房结块疼痛，初期外敷玉器膏或金黄膏，也可用新鲜蒲公英 60 克，或芙蓉花叶 60 克，或忍冬藤 60 克，随意一种捣汁调敷患处，每天 1 次。乳络畅通后，身热可退。

（2）乳房结块疼痛，用吸乳器吸出乳汁，不要使乳汁郁结，再用乳罩或宽步托起乳房。

3. 药物法

（1）可用有清热解毒化瘀作用的单味中药，如野荞麦、紫草、败酱草、紫花地丁等。

（2）中成药可选用保和丸、枳实导滞丸、柴胡注射液、益母草冲剂、感冒退热冲剂等。

（3）可选用清热解毒、凉血化瘀的中药，如连翘、赤芍、丹皮、红藤、蒲公英、金银花。再辨证选用中药，如感染发热型选用葛根、赤芍、桃仁、丹皮等；外感发热型选用苏叶、防风、竹叶、桂枝等；血瘀发热型选用川芎、当归、益母草等。

4. 针灸法

（1）取大椎、曲池、合谷、风池，用泻法，有退热祛风的作用。

（2）取中脘、内关、曲池、足三里，用泻法，有消导积滞、退热的作用。

5. 按摩法

（1）在乳房上涂抹少许具有润滑皮肤作用的油剂，用五指或拇指由乳房四周轻轻向乳头方向按摩，每次60遍左右，不要用力挤压或旋转按压，沿着乳络方向施以正压。按摩的同时，用手轻提乳头数次，以扩张乳头的乳络，把瘀滞的乳汁逐步排出。按摩之前先在患处热敷的话，效果会更好。

（2）梳背按摩：先在患侧乳房涂抹少量润滑油，然后用烤热的木梳轻轻按摩患处，再向乳头方向做单方向推行，力度均匀地压于肿块部位，使乳络痹阻疏通，淤积的乳汁排出，身热消退。

预 防产后肌风湿

肌风湿，又可称为肌纤维组织炎，症状为肌肉发紧、僵硬、酸胀不适、腰肩部发凉、阴雨天加重。肌风湿会严重影响新妈咪的身体健康，需要采取积极的防治措施。主要方法为：首先要预防风邪。新妈咪分娩后，由于体力和出血的消耗，抗病能力会下降，若不注意预防风寒，虚邪贼风便会乘虚而入，引起肌风湿。因此，新妈咪要密切关注天气变化，及时应对虚邪贼风。

其次要及时增加营养。分娩后出血较多，身体消耗很大，导致抵抗力下降，急需补充富含脂肪、蛋白质和维生素的食物。

最后，可做超短波或红外线照射治疗。也可将盐放入锅中炒热，用布包好敷在疼痛处，每次20～30分钟，每日1次。另外，用电针治疗的效果也很好。

预防产后痔疮

产妇待产时，通常会灌肠，经过一天的禁食，分娩后发生排便的情形较少，住院期间只排便 1 ~ 2 次。但在怀孕后期易产生痔疮的问题，特别是分娩的时候，会阴部的伤口可能会裂到肛门，导致肛门静脉曲张，分娩时造成脱肛，产生疼痛。

分娩时需要灌肠，因而排便较少，灌肠可以避免产台感染，能较好生产，但在怀孕期间易发生便秘，主要是因为孕期子宫变大会压迫到血管肠子等，加重便秘，进而形成痔疮；生产时也会形成痔疮，由于用力过久，甚至会造成脱肛的情形。通常来说，分娩后 3 ~ 4 天不排便，多属正常现象。

孕产妇在怀孕分娩期间，容易在直肠肛门发生静脉曲张，压迫血管造成血液回流不良，形成痔疮。发生痔疮后，如果不出现严重的情形，都能够自然痊愈。当然，也可以采取以下几种方法：

① 多喝水，早活动

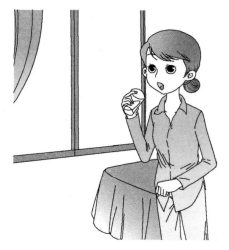

由于产后失血，肠道津液水分不足，会造成便秘，因而需要勤喝水，早活动，能增加肠道水分，增强肠胃蠕动，预防便秘。

② 多吃粗纤维食物

少吃辛辣、精细食物，多吃粗纤维食物。有一些女性怕受寒，经常吃辣椒，很容易发生痔疮。同样，经常吃鸡蛋等精细食物，也会引起大便干结而量少。

③ 勤换内裤、勤洗浴

既能保持肛门清洁，也能避免恶露刺激，还能有效促进该部的血液循环，消除水肿，预防外痔。

坐月子——调养体质的健康秘笈

④ 早排便、早用开塞露

产后最好尽快恢复产前的排便习惯，3 日内务必要排一次大便，可预防便秘。产后，无论大便是否干燥，第一次排便一定要用开塞露润滑粪便，防止撕伤肛管皮肤而引起肛裂。

一旦发生肛裂，应多吃富含纤维素和维生素的蔬菜、水果，以防治便秘。梨、杏、桃、苹果、香蕉等水果，富含维生素和纤维素，每天吃一些，能使大便柔软且易于排出，能减少干硬粪便对肛裂创面的刺激，加快创面愈合。

208

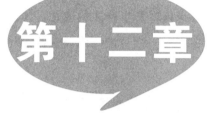

第十二章

坐月子运动保健指南

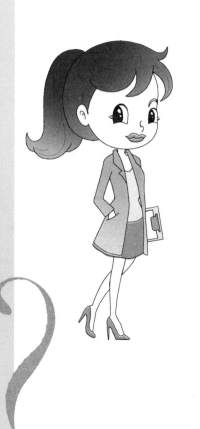

坐月子是新妈咪调养体质的最佳时期，想要恢复美丽和身形，在坐月子期间就要掌握基本的技巧和方法。运动是最好的健身方法，新妈咪只要依据自身体质选择合理的锻炼方法，恢复身材，找回美丽是自然的事情。

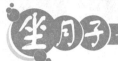

坐月子需要多长时间

从怀孕到分娩，女性身体发生了很大的变化，体力消耗巨大。中国传统观点认为，产妇起码要在产后一个月进行休养保健工作，通过饮食和中药治疗，促进身体尽快恢复。

1. 必须要坐月子吗

坐月子，主要在于帮助产妇获得更多的休息，以加速体力恢复，并及时补充丢失的营养。向内，让那些移位与变形的器官，逐步恢复至孕前的位置和功能；向外，让女性的身形重新焕发出孕前的光彩。

当然，是否每一位产妇都要坐月子，这是一个很难回答的问题。不同的文化习俗，不同的饮食习惯，使得产妇的体质差异巨大，需要依据不同的情况作出选择。

2. 产后以修养作为基本原则

古人云："弥月为期，百日为度。"产后 1 个月为"小满月"，3 个月为"大满月"，故月子的时间为 1 ~ 3 个月。

在民间，人们称产后 1 个月为"满月"，从分娩后开始算起，1 个月是基本的时间长度。西医将之称为"产褥期"，主要为了调养身体，使生殖器官得到恢复，为 6 ~ 8 周。

因此，无论是中医还是西医，都主张在产后注意休息，及时补充营养，保持个人卫生，调养好身体，这样才能使身体恢复至最佳状态。

哺乳有哪些好处

1. 母乳营养价值高

母乳中含有水分、脂肪、糖类、蛋白质、电解质、钠、铁、磷等矿物质以及多种维生素、酵素等营养成分，营养价值很高。因此，在质量上，母乳要远胜于配方奶粉，且更符合婴儿的需求。

尤其是初乳，含有大量的抗体和免疫球蛋白，能避免新生儿消化道感染，并促进胎便排出，还能降低黄疸的发生概率。

较之于奶粉，母乳营养十分丰富，易消化和吸收，是最天然的食物。况且，吸吮能增强婴儿的口腔运动，还可增进亲子关系。

2. 有利于母体健康

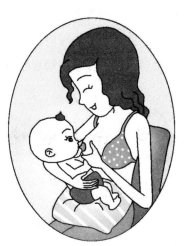

对母亲来说，哺乳同样具有很多好处。哺乳不但能够刺激子宫收缩，帮助排出恶露，还能加快热量消耗，从而达到瘦身的效果，并且还能降低女性罹患乳癌、卵巢癌与骨质疏松症的概率。

当然，也有一些不适合母乳喂养的情况，比如以下几种：

（1）母体患有艾滋病。

（2）宝宝患有半乳糖血症。

（3）母体使用抗癌药物。尽管大部分药物能在母乳期服用，但仍需谨慎，最好先咨询医生。

 妈咪的有氧运动

爱默生曾经说过："健康是人生的第一大财富。"对于很多准妈咪，或者说忙碌于宝宝与生活、工作之间的女性而言，健康尤为重要。即使是忙着照顾宝宝，也要注意重塑以往的身材，恢复健康与活力。其实，有氧运动是最健康、最具活力的运动。

有氧运动，全称是有氧代谢运动，指通过有氧代谢提供能量的运动，特点是有节奏、不中断、强度低和持续时间长。有氧运动过程能增加人体对氧气的吸入、输送和使用，从而提高机体的耗氧量，逐步改善呼吸和心血管系统功能。

同时，运动是防治肥胖症最有效、最健康的方法。首先，运动能够通过燃烧热量，将体内的脂肪烧掉。其次，研究表明，人要减肥 1 千克，需要消耗约 29 千焦的热量。散步、做操或者家务劳动等无氧运动，消耗的是吃进肚子里的食物产生的热量。但要消耗堆积在体内的脂肪，则要参加有氧运动，如慢跑、爬山、快步走、游泳等。并且，每次运动尽可能一次性做完，不要停止，消耗热量要达到 1255 千焦，一般会造成流汗、心跳加快。

产后，新妈咪可以依据自身喜好和时间，选择多种有氧运动，养成良好的生活习惯。注意密切观察健身效果，转化为坚持运动的动力。

适合新妈咪在月子里的运动

1. 地板运动

躺在地板上，肘部放一块护垫，双手微撑，用手部力量将腿部高举，能预防臀部下坠。

2. 背部运动

盘腿坐到地上，双手握紧脚踝处，头后仰，每次做 30 下，能使背部挺直，还有健胸效果。

3. 站立运动

双手叉腰，有节奏地将腿部上举，反复 20 下，再换另一条腿。起初会觉得费力，适应后帮助消除腿部浮肿，让腿部更加健美。

4. 腰部运动

将重点放于腰部，左右反复扭转，能改善上身曲线，使腰部变细。值得注意的是，先吸气再转腰，效果会更好。

什么时候适合做产褥操

一般来说，产后 24 小时以后，只要得到医生及护士的允许，就可以开始做产褥操。

刚开始时，动作要相对轻微，逐步增加运动量。每天坚持做 2～3 次，一定要坚持下去，想要恢复到分娩前的身体状态，起码要 1 个月的时间。

当然，做产褥操要注意以下几个方面：

（1）保持与体力恢复协调一致，不能太过疲劳。

（2）饭后不宜立即做操。

（3）剖宫产的新妈咪，在拆线后先进行准备运动，待到满月后再做产褥操。

（4）必要的时候，用束腹带束住腹部，然后再做操。

（5）会阴切开及有裂伤时，谨慎做运动，听从医生或护士的指导。

（6）发现身体出现疼痛感时，及时停下来，与医生或护士沟通，避免出现身体异样。

产后健美操

1. 第一天

（1）胸式呼吸。仰面朝上平躺，双手放于胸前，双膝上屈，慢慢地吸气、呼气，每次 10 遍，每天 2～3 次。

（2）腹式呼吸。仰面朝上平躺，双手放于腹部，双膝上屈，吸气至下腹部，使下腹部凸起；然后再呼气，做一次深呼吸。每次做 10 遍，每天 2～3 次。

（3）踝部操。保持平躺，双臂及双腿自然伸直，双脚交错前后运动；脚趾相互交错前后伸屈运动；肢腕左右交替转动。每次做 10 遍，每天 2～3 次。

2. 第二天

（1）双臂操。仰面朝上平躺，将双臂平展开，两肩成一直线，双手向上。再将双臂向上抬，胸前稍用力，两手掌合起，不要曲肘。双臂操能促进血液循环，解除双肩疲劳感。每次10遍，每天3次。

（2）抬头操。仰面朝上平躺，吸气时慢慢抬头，停一会儿，呼气时慢慢放下，保持膝盖弯曲。抬头操能使人头脑清醒。每次10遍，每天3次。

3. 第三天

（1）骨盆和肛门操。仰面朝上平躺，双腿屈起，双手放于腹部。按照大便时的动作，提肛，然后再放松。骨盆和肛门操能加快会阴及阴道的恢复。每次20遍，每天3次。

（2）下肢操。仰面朝上平躺，腿和胳膊自然伸直。然后，双腿交替向上逐步抬起，再放下。下肢操能缓解分娩后下肢疲劳，促进下肢血液循环。每次5遍，每天3次，不要勉强，不舒适时休息一会儿。

4. 第四天到第五天

（1）腹肌操。仰面朝上平躺，双腿曲起，将双手放于背后，让后背拱起。轻轻用力收缩腹部肌肉，不要憋气，使身体恢复平直。腹肌操能收缩腹部肌肉。每次5下，每天可进行数次。

（2）骨盆倾斜操。仰面朝上平躺，脊背紧贴床面，双手放于腰上。将右侧腰向上抬起，扭向左侧，停2秒钟恢复至原来状态。再抬起左侧腰，扭向右侧，左右交替进行，不要屈膝。骨盆倾斜操会使腰部变得更为苗条。每次5遍，每天3次。

5. 第六天至第七天

（1）抬腰操。仰面朝上平躺，双手放在脑后，双膝上屈弯成直角。双手肘双足支撑身体，一边吸气，一边抬腰，停一会儿。然后边呼气边放下腰部，再回到原来状态。每次5遍，每天3次。

（2）下肢操。仰面朝上平躺，双膝屈起，脚底部贴着床。单腿抬起，保持大腿与床成直角，呼吸 1 次。然后，大腿屈向腹部，腿与床成直角返回，同时绷直膝盖，呼吸，再放下脚，左右腿交替进行。下肢操能收缩腿部肌肉，加强腹肌力量。每次 5 遍，每天 2 次。

产后 10 天的保健操

1. 深吸气运动

仰卧在床，双手放于腹部，深吸气，使腹壁下陷，再呼气，做 4 个 8 拍。

2. 缩肛运动

仰卧在床，两臂伸直放于身旁，交替做肛门的收缩与放松运动，做 4 个 8 拍。

3. 伸腿动作

仰卧在床，双臂伸直放于身旁，双腿轮流上举和双腿并举，与身体保持直角，做 4 个 8 拍。

4. 腰背运动

仰卧在床，髋与腿略放松，分开稍屈，尽力抬高臀部和背部，使之离开床面，做 4 个 8 拍。

5. 仰卧起坐

仰卧在床，两手叉腰坐起，两腿伸直，做 4 个 8 拍。

6. 腰部运动

保持跪姿，两膝分开，肩肘成垂直状态。双手平放在床面，腰部左右旋转，做 4 个 8 拍。

7. 全身运动

保持跪姿，用双臂支撑床面，左右腿交换向背后高举，做 4 个 8 拍。

产后42天内的运动方案

一般来说，在产后6~8周，也就是产后42天内，尽可能避免不必要的扭曲运动。

1. 腹部肌肉运动

（1）骨盆摇摆。这套动作对产后恢复十分有益，有助于使姿势正确，在剖宫产后，能减轻疼痛感。

保持仰躺，屈膝，脚掌紧贴地面，一只手放在背部，保持轻微的空隙。深呼吸，再慢慢吐气，同时将背部肌肉平贴在地板上，压在手上。数4下，再放松，重复数次，能使肌肉增强。随着对动作的熟练，会做得越来越久。

（2）大腿滑动。①仰卧在床，屈膝，脚掌紧贴地面。吸气，吐气，同时，腹部肌肉用力，再做骨盆摇摆运动。

②肌肉紧紧地收缩，保持脚掌紧贴在地板上，滑动双腿，向两侧移动，背部保持平躺。当背部与地面出现空隙时，将双腿并拢，膝盖弯曲，并压缩腹部。起初，腹部肌肉无力，双腿张开的程度有限。但是，随着练习次数的增多，腹部肌肉越来越有力，双腿张开的角度也会更大。

（3）腹部卷曲。这套动作能增强腹直肌肌肉力量。

①仰面朝上平躺，屈膝，脚掌平贴在床上。刚开始练习的时候，可以在头部下面放一个枕头。

②吸气再呼气，同时压缩腹部肌肉。收紧下颚，抬起头部与肩膀，尽可能离开床面或者地板，保持腹部不要膨胀。数4下，再慢慢地降低头部，坚持的时间逐步延长，活动双手至大腿部，能使肌肉变得更为有力。如果觉得颈部紧张，用一只手撑于耳朵后方。不要同时使用双手，这会需要更强的肌肉支持。

（4）卷曲并同时张开腹直肌。①如果腹直肌有裂口，交叉双手环抱着腰，右手在左边，左手在右边，放在腹部。

②抬起头部的同时，双手尽量向中间拉近。

② 骨盆肌肉运动

（1）骨盆肌肉压缩。取坐姿或者躺姿，犹如禁尿时的运动一样。做收缩运动时，数4下，用正确的姿势呼吸，然后再恢复原状。将上述动作重复数次。

每次上厕所后做这些动作，能使肌肉收缩一些。在分娩后的前几天，最好多做这种运动，每天至少几十次。过一段时间，就能感觉到肌肉强度在增加。有时，可以在排尿过程中停止排尿。当然，这只是偶尔检查肌肉强度的方式，不要经常做。

（2）上升运动。拉紧背部与前方的肌肉，如同紧紧关上升降机的门一样。紧接着，想象着将它升至二楼一样，肌肉会越来越紧，直至最大限度，再慢慢地放下。同时，不要屏住气。推动骨盆肌肉，如同升降机降至地下室一般，会使你感觉到骨盆肌肉的运动。

值得注意的是，在收缩骨盆肌肉时，不要屏住呼吸。注意收缩肌肉力道的质量，不要一味地追求次数。进行收缩肌肉运动时，确保每一根肌肉纤维都得到运动。

③ 背部疼痛的运动

（1）轻微的腿部摇动运动。分娩后的背痛，多发于背部的骶髂关节，即骨盆与脊椎的连接处。疼痛发生在脊椎底部的某一侧，很可能会扩散到整个臀部。同时，腿部也可能会感到疼痛，而这一运动能明显缓解疼痛，特别是左侧的骶髂关节。

仰面朝上平躺，双腿伸直，逐步弯曲左膝盖。在运动过程中，保持肩部、头与右脚平贴于地板或者床面。将左膝弯曲至胸部，左手握住左膝部，右手握住左脚踝，轻轻地将膝盖往肩膀方向推，右手将左脚踝压至阴部。慢慢放松下来，重复上述动作，再轻轻地摇动。做完运动后，缓慢地站起来，避免拉伤肌肉。

此时，用左脚平贴于地面，慢慢弯曲右膝，再将右脚平贴于左脚旁，双膝并拢，同时抬起双膝，四肢着地。取立姿的高跪姿态，再半跪，一只手平贴于地面，缓慢地成为站立的姿态。

当背部下方的两侧产生疼痛感时，仰躺，双膝弯曲至胸部，双手环抱膝盖，紧贴胸部。抱住大腿，在膝盖上方由一侧摇动至另一侧。站起来时，动作一定要缓慢。

（2）手臂向后环绕运动。保持站立，双脚分开约30厘米，维持膝盖的柔软度，身体不要后倾。同时，保持臀部的收缩与腹部的紧缩，手臂上举向前，高过耳朵绕圈。

还有另外一种方式：坐在没有靠背的板凳上，双脚平置于地板上。双手放在肩膀上，手肘向上并向前绕圈，以最舒适的方式尽可能绕大圈，贴近双耳。身体其他部位保持正直，不要弓起背。

在运动过程中，保持有节奏地呼吸，手肘再绕一圈时，肩膀都要离开双耳，重复10次左右。双臂不要向前方绕圈，会增加不良姿势和肩膀前拱的可能性。

（3）颈部、膝盖与手部的环绕运动。回旋运动是颈椎上半部的主要运动方式，能增强上半身与肩膀的灵活度。

双脚直立张开，与髋部同宽，膝盖保持柔软，手掌与手臂伸直，与肩膀同宽同高，收缩腹部肌肉，收紧臀部，保持下髋部正对着正前方。同时，眼睛注视着左手指尖。手臂与肩膀尽可能地往左绕，右手弯曲，横过胸部，保持数秒钟。回到中心点，再往相反的方向弯曲。身体向右或者向左旋转时呼气，回到中心时吸气，重复上述动作10次左右。

此外，还有一些动作能减轻背部疼痛。

①身旁放一张椅子，直立在椅子旁，一只手靠在椅背上。保持膝盖的柔软度，轻轻地抬起右脚的脚跟，同时弯曲躯干与头部，使躯干与头部靠近右膝。做动作时呼气，保持数秒钟，然后逐步恢复至原来的状态，并吸气。

②提起右膝，呈水平状，在换脚前，重复数次。

（4）四肢着地的骨盆摇动运动。骨盆摇动能有效减轻背部疼痛。

双膝着地，双手支撑地板，背部保持平坦，收缩腹部肌肉，拱起背，犹如发怒的野猫一般。头部与背部保持水平，然后放松，并恢复至原状，避免让背部在维持平直之前放松。想要增强背部肌肉，可以尝试以下动作：保持背部平坦，低下头，伸直一只脚，保持一只脚与背呈直线，也不要过高。保持膝盖弯曲，放在地板上，让头部回到中心位置。重复10次左右，然后再换另一只脚。

（5）腰部侧弯。双腿张开，与髋部同宽，双手放于髋部，使膝盖保持柔软。收缩腹部肌肉，并使臀部保持收缩。将髋部维持于中心，全身重量平均分布在双脚上，柔软地侧弯至最大限度，保持弯曲状态数秒钟。再往右侧弯，保持身体平直状态，如同两扇窗户之间的一条直线。值得注意的是，不要为了增加运动幅度而踮起脚尖。

另外一种方式是：坐着，双臂平放在两侧。侧弯时深呼吸，恢复姿态时吐气，重复10次左右。

4. 对剖宫产者额外的辅助运动

如果你选择了剖宫产，除了上述的运动外，还需要做一些辅助运动。呼吸与咳嗽的运动，能够促进清理肺部分泌物，而腿部运动能促进血液循环。

（1）呼吸与咳嗽。保持深呼吸，重点放在呼气上。吐气时，用枕头或者双手支撑伤口，保持膝盖弯曲。同时，在吐气时做一个轻咳的动作，并非是一个正常的咳嗽动作，不然会引起疼痛。

（2）腿部运动。坐在床上，脚趾头向前伸展。将脚趾头向上扳，再向下推。连续做20次左右，迅速移动，能加速血液循环。

两只脚可以同时往相同方向移动，也可以一只脚向上，一只脚向下运动。然后，张开双脚，同时做脚踝环绕运动，先进行顺时针环绕，再进行逆时针环绕。

压紧膝盖，贴着床面，保持放松。一次弯曲一只脚，将脚跟滑上床，换膝盖弯曲的时候，伸直另一只脚。这套动作能使大腿得到运动，促进血液循环。

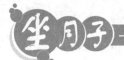

妇不宜做高冲力训练

在坐月子初期，为了让关节和骨盆底有充足的恢复时间，不宜做高强度的训练。如果是母乳喂养，乳房会感到不适和疼痛。当受到冲击时，关节受到的压力会成倍增加，尤以膝关节、踝关节、骨盆和脊柱最为危险。慢跑运动简单易行，被产后新妈咪广泛采用。刚开始时，新妈咪要十分谨慎，可选择轻慢跑的方式。采用小跨步，将垂直向上的运动幅度降至最低，能有效减少身体承受的压力和冲力。散步时，保持膝盖和臀部之间的正确形态。高强度的运动对骨盆平面造成压力，可能会导致尿失禁，肌肉难以承受牵拉的力量。尽量避免蹦床、骑马或其他快速下蹲的运动，会对骨盆造成压力。

时纠正常见错误动作

1. 频繁下蹲

分娩前，将宝宝的奶具、衣物、尿布、纸尿裤等用品放在很低的地方，使用时必须要下蹲或者弯腰。另外，经常蹲在地为宝宝洗澡。

纠正的方法：将奶具以及其他用品尽量放在橱柜的中上层，让新妈咪触手可及。此外，最好在厨房中放一把高度适中的椅子，可让新妈咪随时做一些轻巧的家务。

浴盆不要放在地上，放在换尿布台或者茶几上，为宝宝洗澡时最好坐在凳子上。

2. 频繁弯腰

暖水瓶或电热水器是护理宝宝最常用的物品，大多放在需要频繁弯腰的位置上；小床或者童车，使得新妈咪抱或放宝宝时不得不经常弯腰；拖地、扫地或者吸尘时，经常弯腰。

纠正方法：①暖水瓶或电热水器要放在高度合适的位置上，以不用弯腰为原则。

②童床最好能升降，童车要高一些，使新妈咪抱或放宝宝时不要太弯腰。

③尿布台尽可能与婴儿床相连，旁边放一把椅子，使新妈咪可以坐着换尿布。

④打扫卫生时，最好用长柄的工具，避免经常弯腰。

握产后瘦身黄金期

如何控制产前、产后的体重，成为一门涉及美丽与健康的艺术。实际上，怀孕补身太过或者不及，都是不好的。那么，如何掌握好产后进补与瘦身的分寸呢？对于很多女性来说，把握好产后瘦身黄金期是重塑往日魅力与风采的有效手段。

1. 怀孕体重增加宜在 16 千克以内

一般来说，产后 6 周，女性体重超过怀孕前体重的 10%，即可定义为"产后肥胖"。在妊娠期间，女性体重增加应控制在 11 ~ 16 千克，能有效降低母体在妊娠期间的并发症，也能使产后减重更为容易。

通常，分娩后的产妇会减轻 5 ~ 6 千克，经利尿作用，及排出怀孕期间细胞外的水分，体重还会再减 2 ~ 3 千克。

2. 产后 6 个月内，减重效果最好

大量的统计报告显示，产后 6 个月内是减重的黄金期。在这段时间内，产妇的新陈代谢仍然较高，生活习惯也面临调整，因而减重效果会十分理想。建议通过调整饮食和加强运动相结合，逐步达到瘦身的目的。

在饮食方面，尽量做到定时定量，减少热量的摄取，

少吃甜点、油炸类及含糖饮料，多吃富含纤维的食物，进食时细嚼慢咽，能增加饱腹感。

在运动方面，慢跑、游泳、健步走、有氧舞蹈等，都是消耗热量的好办法。平时，多走路，爬楼梯代替坐电梯，少坐车，坚持下去，每天至少半个小时的运动量，瘦身效果会十分明显。

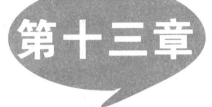

第十三章

自制天然面膜

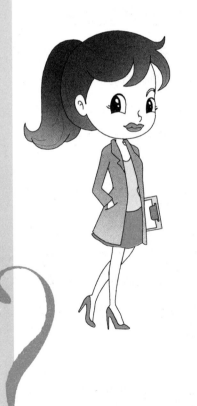

爱美之心，人皆有之，产后新妈咪也不例外。但是，基于新妈咪体质以及宝宝健康的考虑，市场上的化妆品并不适合使用，其中含有大量的化学成分。因此，自制天然面膜是一个较好的选择。

♥蜂蜜胸膜

原料：蜂蜜1份，面粉3份。

做法：❶将原材料搅拌成糊状，均匀地涂在乳晕上，15分钟后洗掉。

❷热敷几遍，再轻轻擦上柔肤水或爽肤水。

功效：美胸。坚持使用，会发现乳头乳晕颜色变淡，恢复粉嫩颜色。

♥蜂蜜白芷面膜

原料：白芷粉末6克，蜂蜜1大匙，蛋黄1个，小黄瓜汁1小匙，橄榄油3小匙。

做法：❶将白芷粉末放入碗中，放入蛋黄，搅拌均匀。再加入蜂蜜和小黄瓜汁，调匀后涂抹于脸上，20分钟后，用温水冲洗干净。

❷待脸洗净后，用化妆品蘸取橄榄油，敷于脸上。5分钟后，把热毛巾覆盖在脸上，不要拿掉化妆棉。

❸待毛巾冷却后，取下毛巾和化妆棉，洗净脸部。

功效：祛斑美白。有增白、消斑、去皱的作用，适用于面部色素沉着或黄褐斑增多患者。

♥西红柿净肤去油面膜

原料：西红柿1个，奶粉2大匙，蜂蜜2茶匙。

做法：❶将熟透的西红柿用汤匙捣烂，放入蜂蜜和奶粉，搅拌成糊状。

❷洗脸后，均匀地涂在脸上，于T字部位敷厚一点，再稍加按摩，10分钟后用温水清洗干净。

功效：控油。这款面膜具有美白、镇静、清洁的作用，能平衡油脂，适合油性皮肤使用。如果脸上有许多角质，能有效去除，加上奶粉和西红柿的营养，会使肌肤柔嫩有弹性。

♥柔肤西红柿汁

原料：西红柿1个，白糖少许。

做法：将西红柿捣烂，取汁，加入少许白糖，每天用其涂面。

功效：抗衰老。能使皮肤细腻光滑，延缓衰老。

♥西红柿美白贴片

原料：西红柿1个，温牛奶1袋，护肤品适量。

做法：❶将西红柿洗净，切成片。

❷用温水洗脸，涂上护肤霜，然后贴几片西红柿，30分钟后用温牛奶洗脸。

功效：细腻美白。能使脸部皮肤更加洁白、细腻。

❤西红柿豆粉洗液

原料：西红柿 1 个，蜂蜜少量，黄豆粉适量。

做法：❶将西红柿洗净，捣烂取汁。
❷加入适量蜂蜜和黄豆粉，调匀后涂于手臂和面部，15 分钟后洗净。

功效：祛斑。能使沉着于皮肤和内脏的色素减退或消失，起到预防老人斑和蝴蝶斑的作用。

❤茄莓褪痕面膜

原料：西红柿 1 个，新鲜草莓 5 个。

做法：❶将西红柿洗净，撕去外皮，草莓洗净，去蒂。
❷把西红柿、草莓放入消毒纱布带中，挤压，取果汁。
❸将果汁涂抹于脸部痤疮处，早、晚各 1 次，30 分钟后用清水洗净。

功效：美白，祛痕。果汁中富含维生素 C、胡萝卜素以及抗病毒病菌的西红柿素、西红柿红素，具有清热解毒的功效，美白皮肤作用明显。

❤西瓜蛋黄红豆面膜

原料：红豆 100 克，西瓜 50 克，蛋黄 5 克，面膜纸。

做法：❶将西瓜切成块，与浸泡好的红豆一同捣成糊状，再加入蛋黄，

搅拌均匀，敷在脸上。
❷敷上面膜纸，15 分钟后取下，用冷水清洗脸部，每周 1~2 次。

功效：消除色斑。蛋黄含有蛋黄油、蛋白质、软磷脂、铁、锌等多种美容成分。与西瓜、红豆搭配，会使皮肤细腻，更加红润柔和。

❤双果祛斑面膜

原料：苹果 1 个，西红柿 1 个，淀粉 5 克。

做法：❶将苹果去皮，捣成果泥，西红柿捣烂，放入少量淀粉，增加黏性，敷于脸部。
❷20 分钟后，用清水洗净。

功效：美白，祛斑。这款面膜富含维生素 C，能抑制酪氨酸酶，有效阻止黑色素的合成。

❤葡萄细致毛孔面膜

原料：鲜葡萄 25 克，压缩面膜。

做法：❶将葡萄籽取出，留下葡萄皮和葡萄肉，用榨汁机打成汁，再用压缩面膜吸收即可使用。
❷剩下的葡萄籽用榨汁机捣碎，与洗面乳同用，具有磨砂的作用。

功效：葡萄中含有天然的去角质和抗氧化剂，还可以紧致肌肤，具有很好

的美容作用。

♥西瓜修复面膜

原料：西瓜皮 1 块，蜂蜜适量。

做法：❶将西瓜皮洗净，切成块，用榨汁机打成汁。

❷将蜂蜜与西瓜汁混合，做成面膜，直接敷在脸上，25 分钟后用清水洗净。

功效：晒后修复皮肤。暴晒后常常会感到肌肤跳动，需要将肌肤镇定下来，才能进行进一步的治疗。西瓜皮面膜具有补水降温的功效，能镇定肌肤。

♥柚子皮沐浴露

原料：柚子皮、硼酸、乳酸或柠檬酸、甘油、酒精各适量。

做法：❶按十字形把柚子切成四瓣，分开果肉和皮，每块皮切成两块，一共有八块皮。

❷用刀将柚子皮的白色部分分离开来，再把白色部分的果皮切成细丝，放在烧杯中，也可用陶瓷或不锈钢器皿代替。

❸将 0.5 毫升的乳酸或者 0.5 克的柠檬酸倒入白色果皮中，加入 200 毫升水，置于火上，煮 10 分钟，再过滤

白色果皮等杂质和提取液。

❹用 200 毫升左右的水清洗残渣，使滤液总量达到 400 毫升。

❺往过滤液中加入硼酸 8 克，使其溶解。当过滤液冷却到 40℃ 以下时，加入 40 毫升的甘油和 40 毫升的酒精。根据皮肤的性质调节甘油和酒精的加入量，细腻型皮肤可减少至 30 毫升，粗糙型皮肤可增加至 70 毫升。最后，将滤液倒入预备好的瓶子中。

功效：润肤。柚子皮富含果胶，对皮肤有很好的作用。

♥葡萄牛奶嫩白面膜

原料：新鲜葡萄 8 颗，鲜牛奶适量。

做法：❶将葡萄洗净，连皮一起捣烂。

❷将鲜牛奶倒入葡萄泥中，充分就搅拌，直至黏稠。

❸用清水洗脸，将面膜敷于脸部，用手指轻轻按压，15 分钟后，用温水清洗干净。

功效：葡萄富含维生素，能对皮肤提供抗氧化保护，有效对抗游离基，减轻皮肤受到的外部伤害。

♥柚子美容护肤面膜

原料：柚子 1 个，矿泉水适量。

做法：❶将柚子洗净，切成四瓣，把籽取出。

❷把柚子放入烧锅中，加入矿泉水，煮开后再焖 30 分钟。

❸将柚子捞出，滤去汤汁，放入搅拌器中搅成糊状，装入 300 毫升的瓶中，倒入 300 毫升的瓶中，再倒入烧酒，放置片刻，将沉淀部分制成面膜，澄清的部分可用来洗脸、洗手。

功效：果汁中含有维生素 B_1、维生素 B_2、维生素 C，对皮肤干燥者有很好的疗效。

❤鲜柚润白瘦身浴

原料：柚子 1 个。

做法：❶将柚子洗净，去皮，用榨汁机榨取汁液，柚子皮留着备用。

❷将柚子汁和柚子皮放入浴缸中，水温在 40℃ 左右时，入浴，身体泡在水中，轻轻地按摩身体，25 分钟后出浴。

功效：瘦身，美白。柚子中富含维生素 C，能较好地润白皮肤。

❤去死皮磨砂膏

原料：牛奶、磨砂膏、茉莉花精华油（中性皮肤选用）或薰衣草精华油（油性皮肤选用）或玫瑰精华油（干

性皮肤选用）各适量。

做法：❶将硬币般大小分量的磨砂膏放于掌心，加入少量牛奶和一滴玫瑰或薰衣草或茉莉花精华油，调匀后涂在脸上。

❷轻轻地按摩 5 分钟，再用清水洗净。

功效：去死皮。这款面膜具有高度润肤功效，抗衰老，去死皮，及时补充皮肤水分。

❤防敏感洁面奶

原料：温和洁面奶、鲜牛奶、薰衣草精华油各适量。

做法：❶将 5 滴薰衣草精华油放入 100 毫升的洁面奶中，摇匀。

❷使用时，倒出约 5 分硬币大小分量的洁面奶于掌心，再加入鲜牛奶，敷于脸上，按摩 2 分钟，再用清水洗净。

功效：往洁面奶中加入牛奶，具有深层清洁的功效，也有保湿功效，防止水分被洁面奶吸干。

❤滋润防皱面膜

原料：牛奶、面粉各 3 匙。

做法：❶将牛奶与面粉拌匀，调成糊状，敷满脸部。

②待面膜干后，用温水清洗脸部。

功效：防皱。尤其适用于干性肌肤的养护。

♥牛奶敷面面膜

原料：牛奶 1 杯，珍珠粉、当归粉各 10 克，蜂蜜、蛋清各 1 匙。

做法：❶用洗面奶清洗脸部，油性肌肤注意控油。

❷用磨砂膏磨去额头、鼻翼、下巴等处的死皮，注意用指腹轻按，不要太用力。

❸将牛奶、蜂蜜、珍珠粉、当归粉和蛋清等调匀，呈膏状，均匀地敷于脸部和脖子等部位。

❹待面膜干透后，用温水洗去面膜，再用温热牛奶仔细擦洗面部和脖子。第二天起床时，再用温水洗去脸部和脖子上残余的牛奶。

功效：美白。坚持使用会使皮肤变得娇嫩，充满光泽。

♥牛奶指甲护理霜

原料：牛奶 1 杯，保湿霜 1 汤匙。

做法：❶将牛奶与保湿霜混合，放入微波炉中，加热 30 秒。

❷取出牛奶杯，待牛奶稍凉时，将双手放入浸泡，5 分钟后用清水洗净。

功效：护理指甲。

♥牛奶眼霜

原料：牛奶半杯，冰块 1 小块。

做法：❶将牛奶放入冰箱中冷冻；用棉布包裹冰块。

❷用冰块蘸取一点冰牛奶，放在眼袋处轻轻拍打即可。

功效：去眼袋。牛奶可起到镇静作用，能消除浮肿的眼袋。

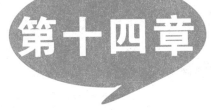

第十四章

新生儿的养护

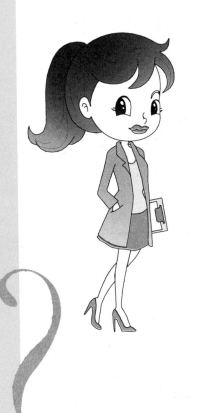

新生儿期是宝宝最为脆弱的时期，因而良好的护理是非常有必要的。了解新生儿的成长特点，是进行日常护理工作的前提。同时，为了宝宝以后的成长，早期科学的教育也是非常有必要的。

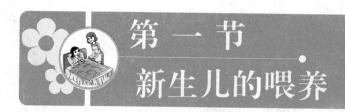

第一节
新生儿的喂养

新生儿的特点

自宝宝出生开始，到出生后28天，共计4周，为新生儿期。胎儿一直在母体内生活，从剪断脐带的那一刻开始，新生儿的呼吸、排泄等维持生存的所有事情必须独立完成，因而这段时间是宝宝的脆弱期。新生儿进入了一个独立生活的环境，身体器官面临着进一步地完善，其功能也将会进行利于生存的重大调整。因此，对外界环境适应能力差、抗病能力弱的宝宝，将会面临着巨大生存考验，需要渡过这一道难关。

同时，一旦宝宝护理不当，容易导致各种疾病。为了宝宝的健康成长，对宝宝的生理特点及主要异常现象需要有足够的了解和认识，并做好相关护理、喂养及疾病的防治，充分保障宝宝的生命健康，为其以后的茁壮成长奠定良好的基础。

母乳喂养

母乳是宝宝的最佳营养，营养价值十分丰富，具有钙磷比例合适、易于消化、含有免疫物质以及温度适宜等优点。并且，母乳喂养有利于母子之间的情感交流。一般来说，产后30分钟便可以进行母子接触，以增进情感，刺激母乳分泌，2~4小时内可以初次哺乳。初乳含有大量的抗体，万万不要丢弃，具体的哺乳次数以宝宝需要为准，并不固定。

新生儿疾病筛查和预防

宝宝出生后，要进行常规疫苗的接种，如乙肝疫苗和卡介苗等。新生儿普遍缺乏维生素 K，尤其是母乳喂养者十分容易出现婴儿出血症。宝宝出生后，应常规肌内注射维生素 K 2 毫克，此后，每 10 ~ 15 天口服维生素 K 2.5 毫克，坚持 3 ~ 5 个月即可。

"新生儿行为神经测定 20 项"是一个十分有效的测查项目。通过对新生儿的行为能力、主动肌张力、被动肌张力、原始反射和一般状态等 5 个方面的测查，能及时发现新生儿神经行为异常，一般用于围产期有问题宝宝的检测、预后，指导新生儿的早期干预和训练。

在新生儿期，通过实验室或仪器检查，在疾病未表现出症状前筛选出来并进行治疗，能有效避免智力残疾的发生。苯丙酮尿症和先天性甲状腺功能低下是目前实验室可筛查的先天代谢性疾病。这两种疾病都可能造成小儿脑、肝和肾不可逆的损害。如果发现及时且治疗措施得当的话，智力完全可以达到正常孩子的水平。听力筛查是新生儿期做的另一项筛查，通过耳声发射仪能筛查出宝宝的先天性耳聋，通过及时佩戴助听器等措施，能促进聋儿语言的发育，从而减轻语言障碍。

加强亲子互动

新生儿具有多种感受能力，各种感觉和运动刺激以及亲子交流对新生儿的心理发育十分重要，注意及早提供适宜的各种刺激。在床上挂 2 ~ 3 种颜色鲜艳的玩具让宝宝观看；宝宝清醒时，要用温柔慈祥的语调和宝宝说话，经常注视宝宝，亲吻宝宝，逗宝宝笑，哼唱一些摇篮曲或者播放适合宝宝听的轻音乐；不要把宝宝捆扎起来，在确保温暖的前提下，给予宝宝宽松的环境，逗引宝宝手舞足蹈，以促进四肢运动能力的发育。

婴儿抚触（按摩）是近些年兴起的一项适宜技术，通过抚触使宝宝的身心受到抚慰，消除焦虑、孤独、不适等不良情绪；能够促进胰岛素和胃泌素的分泌，增进宝宝食欲和吸收能力，促进生长发育，增强免疫能力。对于出现脑损伤和肢体瘫痪的宝宝，抚触能改善血液循环，促进病变组织的恢复。

 生儿体貌特征

1. 产瘤

自然分娩的婴儿出生后会出现产瘤或血肿。出生 2 周内，不要用热毛巾热敷，可用冷毛巾冷敷或者不采取任何措施。

2. 肚脐

通常情况下，脐带会在结扎后 3 ~ 7 天干燥脱落，血管闭锁变成韧带，外部伤口愈合向内凹陷，从而形成肚脐。脐带结扎处会有少量渗血及分泌物，要注意保持脐部干燥，满月后仍未脱落的，需及时就医。

3. 胎发

婴儿的胎发有多有少，满月后（出生 42 天以后）至百天这段时间可以推去胎发，不要用刮刀。如果胎发不好，可以尽早推去胎发。

4. 眼睛

新生儿的眼睛会略微有些水肿，未满月时房间内的光线不要太亮，不要直对婴儿的眼睛，临睡前可以涂抹少量的金霉素或者红霉素眼药膏滋润眼睛。

5. 四肢

经常弯曲，手握拳，会有红斑、四肢抽搐，还略带有因皮肤干燥而出现脱屑的现象。

6. 肛门

拨开肛门，用湿润的棉签轻轻捅捅，观察肛门是否有收缩。出生 6 小时后，观察肛门周边皮肤颜色是否加深，或者有褶皱。出生 6 小时内，婴儿应该进行首次排便。

7. 生殖器官

男婴出生后可能会出现睾丸未降或者鞘膜积液（阴囊大）的情况，鞘膜积液在出生 3~6 个月后会自动消失。出生 1 周后，摸摸睾丸是否下降，3 个月后仍未降，应及时就医。

表 14-1　新生儿的生理现象

生理现象	特征
生理性体重下降	下降重量在 100~150 克，大于 250 克的话，需及时就医，出生 1 周后生理性体重下降会逐步消失
生理性黄疸	出生后 3 天，会出现生理性黄疸，颜色微黄，出生后 7~10 天最为明显，会逐渐消失。父亲血型为 A 型、B 型、AB 型的，母亲血型为 RH 阴性、O 型的婴儿，黄色会加重，需要进行相关治疗。72 小时内出现且颜色逐渐加重的为生理性黄疸，10~14 天后会逐渐消退
女婴	可能会有假月经现象，阴道有少量白带及出血，颜色浅，会自愈
新生儿红斑	原因为出生时碰到羊水，会自愈
新生儿胎记	注意奶油咖啡斑，当数量大于 5 块，无论大小，出生后 3~6 个月及时就医，属于皮肤神经综合征，长大后发热要尤其注意，可能是大脑灰质有问题。另一种紫红色的多长在耳朵、脸颊一直延伸到脖颈处，连成一大片的胎记，可能是大脑发育有问题，注意及时就医
吸吮反射	出生后 30 分钟内喂奶，持续到 1 岁左右

续表

生理现象	特征
拥抱反射	出生后便会有，50天以后消失。倘若没有，可能有产伤
踏步反射	两个月以后会消失。出生后坚持每天训练，托住婴儿腋下，在腿上、床上，让婴儿的脚尖触碰着往前走，每次1～2分钟，每天1～2次。训练前可以抚摸婴儿的踝关节，揉搓脚底板
握持反射	出生便会有，没有的表明出生过程有产伤。双手呈握拳状，满月后臂弯开始松弛，3个月后消失
觅食反射	在两颊处，喂奶时触碰嘴角内侧，新生儿就会出现寻觅乳头的动作，3个月后会逐步消失

新生儿的感知觉

出生后宝宝就有了感知觉，能够感知到外界的变化，并作出本能的反应，这也是宝宝为什么会因为饥饿、寒冷或尿布潮湿等因素而哭闹，感觉到柔软的抚摸时会甜甜微笑。作为新妈咪，应该及时了解宝宝的感知觉发育情况，并且进行适度的刺激以促进这些功能的发育。

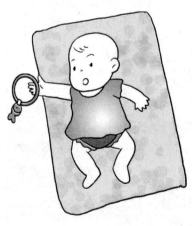

1. 新生儿视觉

宝宝在出生后就具有一定的视觉能力，即能感觉到光的存在，在光线适度的情况下会睁开眼睛。此时，宝宝的眼球会进行无目的的运动，2周后，可以感觉到50厘米以内的物体，并且能随着移动的物体进行转动。

2. 新生儿听觉

有人说，宝宝刚出生时没有听觉，其实这是一种错误的想法。宝宝天生就具备听觉，刚出生时，耳鼓腔内充满着黏性液体，阻碍了声音的传导。随着黏性液体逐步被吸收，宝宝的听觉灵敏度也会逐步提升。

等宝宝睡醒后，新妈咪可以在其耳边制造一些轻柔的声音，着重训练宝宝的定向听觉能力。值得注意的是，此时宝宝的听觉器官很脆弱，容易被过强或者尖锐的声音损伤。因此，新妈咪应该尽量将宝宝与这些声音隔开，加强保护宝宝的听觉器官。

3. 新生儿味觉

味觉能够帮助宝宝辨别物体的味道，是宝宝出生时最为发达的感知觉。宝宝出生时便具有较为完整的味觉，能辨别酸、甜、苦、辣等味道，对味道的灵敏度甚至高于爸爸妈妈。

细心的新妈咪会发现，宝宝出生时喜欢吸吮有甜味的食物，对其他味道的食物有所抗拒，这是宝宝自我防御能力的本能体现，是自我保护的初期意识。此时，妈咪可以根据宝宝的味觉偏好，有意识地调整和训练宝宝的食欲。

4. 新生儿触觉

宝宝的触觉比较健全，也很灵敏，尤其是对手心和脚心的接触，十分敏感。当你轻轻地触摸他的小手时，他会紧紧地握住你的手。新妈咪可以与宝宝进行适当的身体接触，不失为一种较好的情感交流方式，同时还能促进宝宝的身体发育，产生对外界环境的适应和反应能力。

5. 新生儿嗅觉

宝宝的嗅觉比较发达，会对刺激性较强的气味产生本能的排斥反应，正好说明宝宝的嗅觉偏好是与生俱来的。同时，这种灵敏的嗅觉还能帮助宝宝分辨和寻觅长期闻到的味道，这也是宝宝能在新妈咪怀中找到乳房位置的原因。

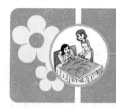

第二节
新生儿的日常护理

新生儿的环境和护理

房间内保持阳光充足，空气流通，湿度适宜，室温保持在 18～25℃。衣物尽量选择质地柔软、宽松、吸水、颜色浅淡的纯棉制品。枕头不要太高、太硬，以免影响宝宝的呼吸、颈部发育和头部外形。被子要轻而柔软，包裹得不要太严或太紧，防止影响宝宝呼吸和运动。脐带是宝宝易感染的门户，要经常保持清洁和干燥，避免大小便的污染。如果出现分泌物，要用 75% 的酒精和 0.75% 的碘酊消毒。尿布要柔软吸水，勤洗勤换，换尿布后要清洗臀部和会阴。脐带脱落后可以进行盆浴，浴后注意保暖，适当使用爽身粉。

让宝宝睡个好觉

对于新生儿来说，他们的大部分时间是在睡眠中度过的。大部分的新生儿每天需要睡 10～18 小时，但 2 周大和 4 周大的宝宝的睡眠时间是不一样的。随着时间的推移，宝宝晚上睡觉的时间就会比白天多。

1. 宝宝要单独睡

很多新妈咪喜获宝宝后心情愉悦，选择和宝宝一起睡，不但能加速宝宝与新妈咪熟悉，而且也方便照顾，所以很多新妈咪习惯搂着宝宝睡觉。特别是在寒冷的冬天，新妈咪害怕宝宝冷，故而搂着宝宝睡觉。其实，这种习惯并不好。

母婴同睡可能会造成不利于母婴休息、容易将病菌传染给宝宝等问题，为了宝宝的健康，最好让其单独睡一个被窝，或者睡在旁边的婴儿床里，既能方便照顾宝宝，也有利于其健康成长。

２. 宝宝的寝具

宝宝的寝床内要保持适当的温度和干燥状态。观察宝宝的情绪是主要的方法。通常来说，寝床舒适的话，宝宝情绪就好，便不会大哭大闹，安然入睡；如果宝宝在寝床内啼哭不安，新妈咪应该注意检查寝床的各个方面是否舒适，当发现宝宝的背上有汗斑时，可能是寝床内温度过高所致。

新生儿好动，床单常被踢成一团，同时床单要完全盖住垫褥，尽可能选择尺寸大一些的，有扣子或带子的无疑更好。新生儿吐奶会弄脏被子，一天可能会换 2～3 次，所以需要准备 3～4 个被套。毛毯也需要有被套，尽可能选择棉布被套，会使新生儿感觉更为舒适。

毛毯或者小毛巾是宝宝卧室中必备的物品，既能够在宝宝睡觉时盖，也可以当成披风，一年四季都能使用。最好准备两条质地较好的、保暖的、较轻的毛毯。新毛毯可能会有毛絮沾在新生儿身上，在使用时最好打上尿布包或者戴上围兜。

３. 婴儿床

从保证婴儿脊柱、骨骼发育的角度出发，木床、平板床较为适宜。床的高度要方便父母照看，高约 75 厘米，长约 120 厘米，宽约 75 厘米。床的四周要有至少 50 厘米高的床杆，两侧可以放下，栏杆之间距离不宜过大，也不能太小，防止夹住宝宝的头和脚。床的四周必须是圆角，没有突出部分，避免磕碰到孩子。

婴儿床可以紧挨着墙或者离墙 50 厘米左右的地方，避免婴儿跌落后夹在墙壁和床之间。为宝宝准备一款舒适的床垫，市场上有海绵的与弹簧的两种。

高密度的海绵垫支撑力较好，使用年数很长。弹簧床垫比海绵床垫更加耐用，但较重且价格高，弹簧圈数应在150圈以上。无论是海绵床垫还是弹簧床垫，边上都要有一些排气孔，以便于排出异味。值得注意的是，床垫要与床的大小相符，床垫到护栏之间的距离不要超过两个手指的宽度。

4. 宝宝的睡姿

宝宝刚出生就面临着很多重大挑战，需要独立去适应周边环境，比如适应新的呼吸和吸收营养的方式。此时，新妈咪应该注意宝宝的睡姿。

注意宝宝头部和脚部位置。出生后的第一天，让宝宝的头略低于脚，以便于他吐出在分娩时吸入的羊水和黏液。第二天，应该让宝宝的上半身和头部高于下半身。出生后，让宝宝保持在子宫内的四肢屈曲姿势，使他睡得更安稳。

（1）注意变换宝宝的躺卧姿势。新生儿的颅骨骨质较软，长期保持一种姿势，会使宝宝的头部、脸部出现不对称现象，受压侧头颅会平凹，而对侧会相对隆起，严重时会睡成扁头。因此，最好选择右侧卧位和左侧卧位两种姿势，可每小时轮换一次。侧卧时，注意不要把宝宝的耳郭压向前面。

（2）注意喂奶前后的姿势变化。新生儿的胃入口松，出口紧，入口位于腹部左上侧，出口位于腹部右下侧，因而喂奶时最好采取右侧卧位，以便于胃的排空，还能减轻溢奶。

（3）适当俯卧。俯卧能够锻炼宝宝的呼吸功能。但是，俯卧时间不能太长，尽量选择平板床，去枕，头转向右侧，两手两脚平摆于两侧，最好有专人进行看护。

5. 是否需要枕头

在民间，一直流传着给新生宝宝睡头型的习俗：在宝宝出生的时候，老人们会用小米等粮食做成一个小枕头，使婴儿平躺，或是侧躺着枕在上面，希望孩子的头睡得圆滚滚的。其实，这是一种不对的做法。初期就为宝宝枕上既高又硬的枕头，会影响新生儿的脊椎发育。因此，新妈咪需要掌握一定的婴儿脊椎生长规律，科学地为宝宝垫上"小枕头"。

刚出生的婴儿，头部几乎与肩同宽，脊柱从侧面看几乎是直的，或仅稍向后突出。此时，生理性的弯曲还没有形成，可暂时不用枕头。

2～3个月以后，宝宝开始抬头，颈椎前凸，形成脊椎的第一个弯曲。此时，为了宝宝的健康成长及防止吐奶，可以为宝宝垫一个"枕头"。这个阶段，不用准备特别的枕头，将枕头或者不掉毛的毛巾折成一个简单的方块便可，高度在1厘米左右就行了。

6～7个月以后，宝宝开始学坐，形成胸椎后凸，便是脊椎的第二个弯曲。此时，肩逐步发育，会增宽，睡觉时可垫一个高3厘米左右的枕头。过高、过低都不利于宝宝的睡眠以及身体的正常发育。

当宝宝开始练习行走的时候，已经形成人类脊椎的第三个弯曲——腰椎前凸。此时，尽可能让宝宝舒服，逐渐增加枕头的高度。

 清 洁 与 洗 澡

1. 清洗肚脐

当宝宝的肚脐长好了，就完全可以泡水洗澡。从诞生到出世，宝宝一直在水里，因此新妈咪可以放心，但也要注意以下一些事项：

（1）在使用婴儿沐浴床时，最好可以在肚脐部位搭上一条干燥的软毛巾。

（2）为宝宝洗澡的时间不宜过长，控制在15～20分钟。洗完后立即用棉签蘸温水或消毒酒精，为宝宝清洁肚脐，不要让肚脐存水。

（3）洗澡前后1小时最好不要喂奶。

（4）平时注意肚脐部位的保暖，最好穿个小肚兜。

（5）注意观察宝宝的大便，当出现连续拉稀3天仍未好转时，要及时就医。

（6）当宝宝的肚脐完全长好后，并且室温在22℃以上时，可以经常对宝宝进行肚脐部位的亲子爱抚。爱抚前记得滋润双手，用手掌轻轻地按顺时针方向按摩宝宝腹部。

② 清洗屁股

宝宝的小屁股又嫩又细，清洁时要小心，帮他擦洗屁股时，他的小胳膊小腿可能会很不配合，这让新妈咪很为难。此时，不要担心，按照"洗屁屁"8步法，新手妈咪就能变成熟手妈咪。

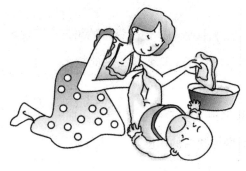

（1）用一块干净的大毛巾，将宝宝的上半身包裹起来，防止宝宝着凉。

（2）将宝宝扶起来，把他的下半身浸入水盆中。

（3）新妈咪在自己手上将婴儿香皂打出泡沫。

（4）新妈咪一手托住宝宝，一手将打好的肥皂泡清洗宝宝的肛门、腹股沟和皮肤褶皱处。

（5）拿一块干净的毛巾，用温水沾湿，将宝宝的小屁股再清洗一下。

（6）再拿一块干净的毛巾，将宝宝的小屁股擦干。

（7）兼顾两边的腹股沟、皮肤褶皱处，也要擦干净。

（8）在小屁股上涂上一层薄薄的油，清洗工作就结束了。

值得注意的是，在宝宝每次大便时，最好可以给宝宝清洗"小屁屁"。在洗屁股的时候，要注意保暖，必要时使用电热器保持室温。

③ 为宝宝洗头

很多新妈咪反映，给宝宝洗头特别累，是一项"大工程"。其实，洗头也要讲究一定的方法。

（1）按耳郭。当宝宝还小时，可以采取仰卧的姿势：新妈咪左手托住宝宝的颈部，使宝宝的躯干搁在新妈咪的左前臂上，宝宝脸朝上，新妈咪的拇指与中指从头后朝前按住外耳郭，让耳郭堵住外耳道，避免水流入。

（2）清洗。将头发弄湿，新妈咪在手上抹上洗液，用指腹轻轻按摩头部，不要用指甲抓洗。清洗囟门时，动作稍微轻一点，以清洗干净为原则，不要过分害怕会弄伤宝宝。囟门皮膜具有天生的保护作用，动作轻一点就没什么问题。

（3）水冲。可以用毛巾打湿后清洗头发，也可以舀水清洗后脑勺，在保证清洗干净的同时，不要让水流入宝宝的眼睛和耳朵。

（4）擦拭。洗完头后，及时擦拭宝宝的眼睛、耳朵、面部和头发，不要等洗完澡后一起处理，避免水流入眼睛。

在宝宝的头皮上，有一层灰黄色的油脂痂皮，很硬也不雅观，如同煮饭后的一层"锅巴"。如果强行用手剥去，会使皮肤破损而继发感染。

此时，可以用新霉素或者维生素 B_6 软膏涂在宝宝的头皮上，可以擦得厚一些，让油渗入油痂内。5～6 小时后，油痂会逐渐疏松变软，然后除去油痂和鳞屑，再用温水洗净头皮。也可将维生素 B_6 药片（10 毫克/片）5～6 片研散后加入烹调用的食用油内，拌匀后擦在头皮上。

当然，新生儿很小，洗头时需要格外小心。

（1）买一个小托带。给宝宝洗头时，要当心宝宝从手中滑到地上，因为宝宝很不听话，反感洗头，身体剧烈扭曲时十分容易滑落到地上，引起头部创伤。

（2）指甲剪短。宝宝的头皮很脆弱，在按摩他的头皮时，一定要用指腹，将指甲剪短，避免划伤宝宝。洗头过程中，用手为宝宝按摩，宝宝非常喜欢这种被抚触的感觉，从而降低宝宝的抵触情绪。

④ 梳头

宝宝的头发又细又软，因而十分容易蓬乱或缠结。新妈咪要经常给宝宝梳头，而不只是洗头。

值得注意的是，最好不要用成人发梳，尽可能用柔软的幼儿发梳，可以选择最纤细、最柔软的婴儿发梳。梳头时可以轻轻地抚摸头发，尽量不要梳到头皮。

宝宝的衣着

1. 衣物和尿布的选择

新生儿的皮肤呈玫瑰色，毛细血管丰富，角质层薄，表皮细嫩，汗腺发育不良，排尿次数多，生长发育快，因而新生儿衣物的选择以质地柔软、通透性能好、吸水性强的软棉质布料为最佳。衣服设计要简单，要舒适、宽松、柔软，不要扣子，不要领子，软布系住即可，穿脱方便。最好选择无领无扣的和尚领，用带子打结在胸前，避免皮肤摩擦、受压。颜色以浅色为宜，缝口朝外。

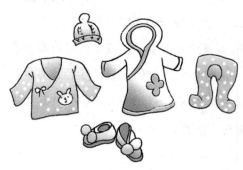

尿布可以选用白色、浅色的纯棉布旧被单，或者是旧纯棉衫裤改制而成，不但柔软、吸水性强，而且没有刺激性。一般来说，可以准备 20~30 块长方形和正方形两种尿布，前者长 60 厘米、宽 40 厘米，后者 90 厘米见方，用时将正方形折成三角形。

目前，市面上销售有一次性无纺尿布，长 50 厘米，宽 12 厘米，具有卫生无毒、质地柔软、使用方便、吸水性强等优点，底层有防渗薄膜，不会污染衣被。还有一种一次性带警尿布，在无纺尿布的基础上，加有"湿警器"，当新生儿大便后会立即发出警报，提醒大人更换。当然，这两种尿布的缺点是价格比较贵，不太经济，可适当准备一些，在阴雨天或者外出时使用。特别是患有"红臀"或者尿布疹的新生儿，有了尿布湿警器的帮忙，能避免宝宝被浸渍的痛苦，可促进皮肤患处的痊愈。

2. 穿脱衣服

为新生儿穿脱衣服时，室温要适中，保持在 24~28℃ 为宜。此外，需要注意以下几点：

（1）脱衣服。将衣服平放在床上，让宝宝仰卧在旁边，解开宝宝的衣服系带，新妈咪左手拉着袖口，右手拉着宝宝的肘关节部，顺着将宝宝左手臂从衣袖中拉出来，然后一只手托住宝宝颈、肩部，另一只手托住宝宝臀部，将宝宝放在干净的衣服上。

（2）穿衣服。左手套进衣服袖笼里，抓住宝宝手臂，右手拉住衣服前襟，将宝宝手臂拉出，然后系上带子。穿衣服时应注意宝宝手臂是自然屈曲的，不要用力过度，避免发生意外损伤。

新生儿喜欢洗澡，因为胎儿在子宫内就是泡在羊水中长大的，习惯在水中生活。经常为宝宝洗澡，不仅能清洁和保护皮肤，改善血液循环，还能促进生长发育，增进宝宝的身体健康。

3. 衣物存放

新生儿应该用专门的衣柜或者抽屉来保存衣服、尿布等物品。如果没有衣柜，也可以用大纸箱，用旧棉布将里外包好，内放衣服。也可以用布或者半新的小床单做成尿布袋，用纸板或者硬塑板垫底，存放尿布。

在存放新生儿衣物的纸箱或衣柜内，不要放樟脑丸，因为樟脑丸中含有挥发性强又具有毒性的化合物——萘，会经皮肤进入人体。萘进入新生儿体内，会使酶缺陷的新生儿发生溶血，产生黄疸。

严重溶血时，体内的胆红素会将脑细胞染成黄色，发生"核黄疸"，使脑细胞遭到破坏。在不确定新生儿是否缺乏葡萄糖-6-磷酸脱氢酶的情况下，为了新生儿的健康，最好不要让新生儿接触沾染樟脑丸的衣物。已经沾染了樟脑丸的衣物，必须要洗干净后才能穿。

4. 换尿布

先解开污染的尿布，用左手抓牢脚腕，将婴儿的两只脚轻轻提起，使臀部稍稍抬高，右手取出湿尿布，垫上预备好的干净尿布，然后扎好。包扎尿布时要避免过松或过紧，过紧会使宝宝活动受限，影响发育；过松会使粪便容易外溢，从而污染皮肤。

换尿布时动作要轻快，防止宝宝着凉。如果有大便，用干净软布或者消毒卫生纸将肛门四周的大便擦干净，然后用温开水冲洗臀部及会阴，防止患上"红臀"，洗净后用软毛巾擦干。

换尿布应在喂奶之前，避免因体位变化太大，引起宝宝呕吐。新生儿大小便次数多，小便每日能达到二三十次，所以务必要勤换尿布，同时要快速更换。值得注意的是，千万不要用塑料布、油布或者橡胶布兜裹尿布，因为这些材料的透气性能差，容易使臀部潮湿而发热，导致皮肤发红，引起婴儿"红臀"。

下面，介绍护理宝宝"红臀"的方法：

臀部红烂的重患儿，可在患处涂鱼肝油，也可用氧化锌软膏或者红汞加鱼肝油混用，必要时用涂抹青霉素药膏的消毒纱布敷贴患处。灯光浴、日光浴也是较好的护理方法，将患儿的臀部暴露在灯光或阳光下，每天 3 次，每次 15 分钟，同时注意保暖。

一般布制尿布的更换方法：

（1）将长方形尿布叠成 3～4 层，一端平展地放置于宝宝的臀部至腰下，另一端由两腿之间拉上至下腹部。男婴将阴茎向下压，避免小便渗入脐部。

（2）将正方形的尿布叠成三角形，放于婴儿腰部的长方形尿布下，三角形的两端覆盖在长方形尿布上，尖端由两腿之间拉上固定，严禁在腰背部打结，否则容易引起皮肤压伤。

每次换完尿布后，应用包布或者小毛巾将新生儿紧身包裹，外面不用系带，以婴儿自身重量将包布压紧。天气偏冷时，可用毛毯、夹被或者小棉被包住，根据气候灵活增减，不能太"捂"，也不能太冷。一般来说，以宝宝面色正常、四肢暖和、不出汗作为基本的原则。

5. 洗衣服

条件允许的，可以选择宝宝专用的洗衣液。颜色鲜艳和浅色衣物不要放在一起洗，避免褪色和染色。用洗衣机洗的话，大人与宝宝的衣服要分开洗。值得注意的是，买了新衣服，一定先清洗一下，用清水漂洗，加点白醋，在太阳下晒干后才能穿。白醋不但可以消毒，还能使衣物更加柔软。当然，还有以下一些值得注意的地方：

（1）严禁使用含增白剂的肥皂。增白剂是二苯乙烯化合物，化学结构与某些致癌剂化学结构极为相似，所以不要用含增白剂的肥皂。最好不要用洗衣粉，避免刺激皮肤。

（2）严禁用农药。不要为了驱虫或虱子就用敌百虫之类的农药洒在衣服上，这是很危险的，宝宝经常会吸吮手和衣服，容易引起中毒。

（3）严禁用汽油。汽油中含有四乙基铅，对宝宝大脑有较大的危害，甚至可能造成小儿痴呆。

（4）严禁用含磷的洗衣粉。不要使用任何含磷的洗衣粉，避免刺激宝宝皮肤。

辨别新生儿啼哭的类型

新生儿出生后的第一声啼哭，即向全世界宣告：我来了。为了照顾好宝宝，父母要学会从实践中鉴别新生儿啼哭所传递的信息。科学研究表明，婴儿啼哭的表情和动作所反映的情绪，很早就会出现分化。第一周，婴儿啼哭的主要原因是冷、饥饿、疼痛、睡眠等。第二、第三、第四周，会逐步增加一些原因，如烦躁、中断喂奶等，以及第一次吃非流质食品。此后，会有因成人离开或者玩具被拿走而引起的啼哭。婴儿的啼哭有不同的模式，细心的父母可以根据哭声找出原因，进而采取适当的护理措施。

表 14-2　啼哭的种类

种类	临床表现
饥饿的啼哭	有节奏，啼哭时还伴有闭眼、号叫、双脚紧蹬。出生后的第 1 个月，啼哭多半是由饥饿或干渴引起的。到了第 6 个月，这种啼哭就会明显下降

续表

种类	临床表现
疼痛的啼哭	没有缓慢的哭泣和呜咽，而是突然高声呼气，再吸气，然后又呼气，引起一连串的叫声。疼痛的啼哭分为偶发性疼痛型、通常性或慢性疼痛型
发怒的啼哭	声音会有些失真，婴儿愤怒时用力吸气，致使大量空气从声带通过，使声带振动
惊吓或恐惧的啼哭	突然发作，强烈而刺耳，并伴有间隔时间较短的号叫

新生儿啼哭会让很多新妈咪束手无策。下面，介绍一些安抚新生儿啼哭的方法：

（1）当婴儿啼哭不受控制时，可以尝试着来回踱步，也可一边轻轻哼唱儿歌，婴儿很快就会安静下来。

（2）将婴儿放在婴儿车内，系好带子，轻轻推着车子，很快婴儿就会停止哭泣。

（3）将婴儿抱着伏在胸前，轻拍背部，直到婴儿停止哭泣。

（4）适当的时候，可以将婴儿抱离所在环境，到外面逛一会儿，可以让宝宝的情绪稳定下来。

（5）平时可以录下一些不同的声音，如电器等发出的声音，在婴儿啼哭时播放，说不定会有效果。

（6）婴儿啼哭有可能是体内有气，感到不舒服，可以轻拍背部使婴儿打嗝。

（7）减少周围环境对婴儿的刺激，调暗室内灯光，轻声说话，关上电视机。

（8）扶起宝宝活动一下，宝宝可能会停止啼哭，反而变得很高兴。

（9）难缠的时候，轻抚婴儿的腹部，按摩会令人放松，能缓和宝宝的情绪。

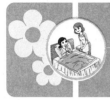

第三节
新生儿的特殊生理现象

体重会下降

新生儿体重下降，主要是因为胎儿出生后排出了胎粪和小便，吐出了较多的羊水和黏液，以及呼吸和出汗时排出部分水分等因素，造成了排出多、摄入少的现象，所以新生儿体重下降不是病。此时，可以给宝宝喂一些糖水，提前哺乳，保持奶量充足，便能减少"生理性体重下降"的现象，甚至可能完全杜绝这种现象。

值得注意的是，当新生儿体重低于出生时体重的10%，或者两周仍未恢复到出生时体重水平时，应该注意奶水是否供给不足，或者是由于吐奶、腹泻或其他疾病引起的，可到医院进行相关检查。

皮肤会发黄

出生后2~3天，部分新生儿的皮肤会逐渐发黄，有的眼睛白眼珠也会发黄，第4~5天时最明显，8~12天后会自然消退。除了皮肤发黄，宝宝全身情况良好，无病态，医学上称之为"新生儿生理性黄疸"。

那么，为什么会出现皮肤发黄呢？胎儿在母亲体内时，氧气主要靠母体的血液提供。血液中氧的浓度是一定的，母体本身也需要氧气，胎儿为了获得足够的氧气，会增加红细胞的数量。当出生后，胎儿自身建立了自主呼吸，并从空气中吸收氧气，不再需要那么多的红细胞，而多余的红细胞被破坏，会造成血液中胆红素增加。加之正常的各种肠道菌群关系尚未建立，肝脏功能也不健全，不能够及时处理这些增加的胆红素，于是，这些胆红素如同黄色的染料，将新生儿的皮肤、黏膜和巩膜染黄，便会出现黄疸。

新生儿的黄疸一般很轻微，8~12 天后会逐渐消退，不需要治疗。早产儿的黄疸较重，出现早且消退得慢，需要 3 周左右的时间。如果新生儿黄疸出现过早，即在 24 小时内，发展迅速，消退得迟，或者消退后又出现的，多属病理性变化，需要及时就医。

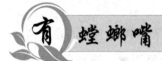

螳螂嘴

在每个新生儿口腔的两侧颊部，都会各有一个较厚的、隆起的脂肪垫。由于个体差异，有的宝宝看上去更为明显，民间俗称"螳螂嘴"。旧习俗认为，螳螂嘴会妨碍宝宝吃奶，会将它割掉。其实，这是一种非常不科学的做法。新生儿颊部的脂肪垫，是每一个正常的宝宝都具有的，便于婴儿吸牢乳头，有利于吸吮动作的进行，属于正常的生理现象。随着婴儿的逐步成长，脂肪垫会慢慢消失，新妈咪不必过于担心。

乳房肿大

男女新生儿都可能发生乳房肿大，一般出生后 3~5 天乳房肿大，如蚕豆，甚至有如鸽蛋大小的，且有少量淡黄色乳汁液体分泌出来，出生后 1 周左右乳房肿大最为明显。新妈咪看到孩子的乳房肿胀，以为是异常情况，且民间有挤压乳头的习俗，否则女孩子长大后是瞎乳头，不能分泌乳汁。因此，挤压乳头的习俗流传开来，延续到今天。

其实，为新生儿挤压乳房是错误的做法，而且是有害的，不符合科学依据。新生儿出现乳房肿胀是一种正常的生理现象，是由于胎儿受母体内分泌影响突然中断而造成的，不需要治疗，2~3周便会自行消失。为女婴挤压乳房，会使细菌侵入，引起乳腺化脓，严重的可导致败血症。即使没有细菌感染，用力挤也有可能损害乳房的生理结构和功能，可能会贻误孩子的一生，千万不要麻痹大意。

会 出现丑相

婴儿出生后，皮肤稍红，双手较紫，脑袋有些变形，浑身皱纹，比例很不协调，使得宝宝看上去外形有些丑相、难看。那么，是什么原因造成这种丑相呢？

新生儿皮肤发红，是皮肤细嫩的缘故；头颅不匀称，甚至呈椭圆形，是分娩时婴儿头部受到产道挤压的缘故，半个月左右便会消失，头颅渐渐变圆；即使全身长满绒毛，7个月左右也会全部消失。

新生儿不是成年人的比例缩影，新生儿头部占全身的1/4，并不是成人的1/7；新生儿的前额与脸部稍宽，眼大嘴大，鼻子短而扁平，耳朵大，脖子短，有脑袋放在两肩上的感觉；新生儿的躯体稍长于四肢，手臂比腿长，等等，都可能会给人留下丑相感。

新 生儿光头

童秃是一种暂时性现象，是发育中的正常变化。到了1岁左右，头发会逐渐长出，2岁的时候，头发和普通宝宝一样浓密，此后不会出现反复脱落。所以，不必采取任何治疗措施，更不用涂擦各类生发精、生发灵，这些药物对宝宝的皮肤很不利。

当然，对于出现童秃的新生儿，注意保护其头发和头皮，以促进毛发生长。

（1）注意保持头发清洁，经常给宝宝洗头。洗头时，轻轻按摩头皮，不要搓揉，防止头发纠缠到一起。洗发时尽量选用婴儿洗发液，再用清水轻轻冲洗干净。梳理头发时，最好选择质地柔软、有弹性的橡胶梳子，避免损伤头皮。不要将宝宝的头发强行梳到一个方向，让其顺其自然地生长。

（2）保证充足、全面的营养，经常晒太阳，呼吸新鲜空气，对婴儿的身体发育很有好处，也有利于头发生长。

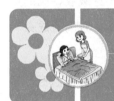

第四节
常见疾病的护养

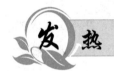

发　热

判断宝宝是否发热，用体温计测量体温是最常见的做法。常用的部位包括口腔、腋窝和肛门。新生儿的体温在 $35.9 \sim 37.5℃$，超过此范围即为发热。

感冒、肺炎、扁桃体炎、肠伤寒、风湿病、结核病及胶原性疾病都可能引起新生儿发热。发热会导致新生儿烦躁、全身不适，发热时间过长会严重影响宝宝健康。当宝宝发热时，及时采取退热措施，避免病情的加重。

宝宝发热时新陈代谢加快，进食少，消耗多，身体虚弱，注意让宝宝有充足的睡眠，减少不必要的活动。控制好室内温度，过高或过低都不利于宝宝病情好转。发热会导致唾液分泌减少，口腔黏膜干燥，口腔自我清除能力大大减退，易发口腔炎、齿龈炎等口腔疾病。因此，加强对新生儿的口腔护理，选择用消毒棉蘸药水清洗口腔。注意及时为新生儿补充消耗的营养和体液，必要时可到医院输液治疗。

作为父母，应该掌握基本的降温方法：物理降温和药物降温。

1 物理降温

（1）用温水擦澡，颈、胸、背及四肢等处多擦洗。

（2）将冰袋或者冷毛巾放于额头或枕部大血管部位。

（3）取30%～50%的乙醇，用消毒棉或纱布沾湿擦拭新生儿四肢及背部，注意多擦血管丰富处。前胸、后颈及腹部，对冷刺激较为敏感，不宜擦拭。

2 药物降温

一般来说，新生儿体温超过38.5℃时，才可以适度地使用退热药物。家里应常备退热药，以备不时之需。服药后应及时去医院查明发热原因，对症治疗。

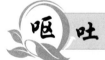

呕吐

1 新生儿呕吐的原因

呕吐是新生儿时期十分常见的现象，与新生儿消化道的特点有关。新生儿胃容量小，呈水平位，胃的入口贲门括约肌发育较差，而胃的出口幽门括约肌发育相对较好，从而造成了入口松而出口紧，如此一来，胃内容物经常会反流而出现溢奶，甚至出现呕吐现象。当然，以上这些情况都属于生理性呕吐，与护理不当关系较大，如喂奶过多、乳头过大、凹陷、奶瓶橡皮奶头孔眼过大等。

2 病理性呕吐

常见的小儿内科疾病有肠道内、肠道外感染性疾病，如腹泻、肺炎、上感、化脓性脑膜炎等。颅内压增高时，也会出现呕吐，如脑积水、脑水肿、颅内出血等。贲门松弛、胎粪性便秘、内分泌和先天性代谢性疾病也可能出现呕吐现象。另外，还有一些不明原因导致的呕吐，如新生儿轻度脑损伤或者母亲孕期用药不当等。

3. 如何鉴别新生儿呕吐

呕吐是新生儿时期较为常见的症状之一，可能是一些无关紧要的因素（如吸入过多的空气）造成的，也可能是某些严重疾病（如肠闭锁、脑膜炎）的征兆，在没有确诊前，新妈咪要给予足够的重视。

一般来说，呕吐的时间与呕吐物的性质与疾病之间有很大的关联。如果吃奶后便吐，呕吐物中并无奶块，病变则多见于食管；吃奶后数小时再吐，呕吐物中含胆汁，则多见于小肠疾病；呕吐物中含有鲜血，注意新妈咪乳头是否破裂或者小儿口腔黏膜是否损伤，极少数是由出血性疾病引起的。倘若呕吐与吃奶无关，多是肠道以外的疾病，如脑膜炎、各种中毒或急性传染病。

发生呕吐后，及时将宝宝的头转向一侧，防止呕吐物吸入肺部，造成窒息或者吸入性肺炎。另外，要及时把脏衣服换掉，避免呕吐物刺激皮肤。反复呕吐容易发生脱水及电解质紊乱，长期呕吐会影响营养素的吸收。所以，持续的剧烈呕吐或者呕吐物中含有胆汁，应及时到医院进行检查。

（1）肠子不通。新生儿时期的肠闭锁和肠狭窄所引起的肠道不通，是一种严重的疾病。而发现是否及时很大程度上决定了治疗效果的好坏，要想做到早期发现、早期诊断和早期治疗，关键在于对疾病的认识和了解。

患这种病的新生儿，肠道在发育过程中由于某些因素而停止蠕动，造成肠腔不通畅。狭窄多发生在十二指肠，而闭锁常发生在回肠。

肠狭窄，是肠腔有一段狭窄，严重时通道仅有一根针尖大的小孔，而闭锁则是上下肠子完全不通，所以都表现为肠子阻塞的症状。新生儿在出生后或者出生后第一天就开始呕吐，并且越吐越剧烈，能吐出唾液、奶块、肠液和黄绿色胆汁，甚至是大便样的东西。此时，宝宝全身情况恶化，没有胎粪排出，或者很少，或有青灰色的黏液样物排出。确诊后，及时进行手术将肠道接通，宝宝才会有康复的机会。

（2）肠旋转不良。肠旋转不良也是引起呕吐的常见病之一。肠旋转不良的患儿与普通新生儿一样，在 24 小时内会排出墨绿色的胎粪，吃奶也很正常。到了第 3~5 天的时候，开始出现呕吐，次数不定，时轻时重。部分宝宝会自行缓解一段时间。虽然呕吐时断时续，很不规则，但有一个共同的特点，即呕吐物内含有胆汁。主要原因为：先天性的各种因素，压迫了十二指肠胆管开口以下的部位，导致胆汁反流至胃部，继而出现黄绿色呕吐物。所以，症状的轻重与压迫程度直接相关。病情较轻的，仅有呕吐一种症状，病情重的，呕吐严重会引起消瘦，大便干结。倘若出现便秘，预示着病情已发展到了极为严重的地步。

有些宝宝偶尔吐几次，也不严重，不必进行处理。若是呕吐严重，必须及时到医院进行诊治。通过 X 线钡剂灌肠或钡餐检查，确诊为肠旋转不良的，手术是唯一有效的治疗方法。尽管手术有一定的并发症，但效果很好，患儿能逐步恢复健康。

4. 如何治疗新生儿呕吐

治疗呕吐，查明病因是关键，针对不同的原因，处理方法截然不同。同时，注意喂养细节，加强护理，生理性呕吐是不需要治疗的。随着宝宝的长大，胃肠功能会逐步完善，宝宝也会变得更加健康、可爱。

在孕期，新妈咪要注意乳房护理，出现奶头凹陷时要逐渐将其提拉出来，便于宝宝出生后吃奶；使用奶瓶喂奶时，要注意橡皮奶头孔不要过大，防止宝宝吸奶过急；喂奶前不要让宝宝哭闹。其实，主要是为了防止宝宝胃内吸入过多的空气而导致呕吐。喂奶后不要过早地翻动宝宝，最好将其竖起来，轻轻地拍打背部，等宝宝打出饱嗝后再放回床上，这样就能减小呕吐的发生概率。对于容易呕吐的宝宝，最好将其床头抬高一些，侧位睡，避免呕吐时发生窒息或者引起吸入性肺炎。

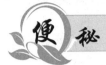

便秘

当粪便在结肠内积聚时间过长时，水分就会被过量吸收，从而导致粪便过于干燥，造成排便困难。当新生儿超过 2 天以上未排便时，就要警惕便秘的可能性了。

1. 新生儿的大便

婴儿出生后，通常会排出黑绿色、光滑、黏稠的胎粪。此后，婴儿会排出淡黄色的粪便，是正常哺乳时的粪便。婴儿每天排便次数不固定，有多有少，多则每天几次，少则两三天 1 次。婴儿的粪便多为糊状，比冰激凌稍微黏稠一些，没有气味。

一般来说，吃母乳的婴儿很少便秘，婴儿几乎能吸收所有的东西，产生的废物很少，所以有的婴儿 3 天才会排一次便。新妈咪饮食要十分谨慎，母乳会直接影响到婴儿，勿食辛辣的食物。

当婴儿消化功能逐步稳定后，吃配方牛奶的婴儿排便次数会增多，粪便质地比吃母乳婴儿的粪便要硬，发黄，且有臭味。部分细心的新妈咪会发现，婴儿的粪便很柔软，像软皮鸡蛋一样，但正常婴儿的粪便是硬的，给婴儿饮水是最有效的解决方法。在喂奶中间，可以让婴儿多喝一些凉开水。在婴儿几个月后，可以在饮水中适当加一点干梅汁或者滤过的水果汁，能有效预防粪便干燥。

宝宝的牛奶中不一定要加糖，倘若加糖，或者牛奶中糖分含量较高，宝宝的粪便会疏松、变绿或者呈凝乳状。此时，应该停止在奶中加糖，症状长期不改变的话，需带宝宝及时就诊。

2. 常见的便秘原因

（1）食物搭配不合理。喂奶粉或者牛奶的婴儿容易便秘，而吃母乳的很少。过去，人们习惯上认为牛奶性热才会导致便秘。现代医学研究表明，牛奶较之于人乳，缺乏一种促使肠胃运动的物质——胃动素。因此，母乳喂养的婴儿很少发生便秘。另外，如今的宝宝都很喜欢吃一些油炸食品，而这些食品大多用料精细，大部分都会被肠道吸收，残留的粪便很少，导致肠胃缺乏运动而产生便秘。更重要的是，这些油炸食品会产生大量的热量，使宝宝体内积热，最终会导致发热。况且，这些食品的营养成分不见得丰富，吃多了对宝宝身体没什么好处。

（2）心理性小儿便秘。当有一两次大便干结，拉不出来，吃了苦头后，或者已经发生肛裂，宝宝会因惧怕疼痛而把粪便憋回去。憋回去的粪便会因水分被吸收而变得更干、更难排出来，从而形成恶性循环。

（3）精神因素。当宝宝受到惊吓，或者生活环境改变时，会使精神受到刺激，可能会出现暂时性便秘。

（4）肛门狭窄、先天性肌无力等疾病也会引起便秘。

3. 新生儿便秘的原因

（1）人工喂养。牛奶经消化所含的皂钙较多，会引起大便干结，从而导致便秘。

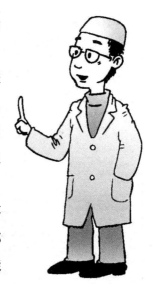

（2）乳量不足。吃奶吃得少，经常呕吐，或者进食补液的宝宝也可能会引起暂时性的无大便。另外，新生儿的消化道肌层发育还不完全，易引起便秘，同时可能会伴有吐奶。当然，只要宝宝体重不出现明显下降，暂时性的呕吐或便秘都是正常现象。

（3）外科性疾病。肠狭窄、肠闭锁、肠旋转不良、先天性无肛、先天性巨结肠、脊膜膨出、骶尾部脊柱裂、肿瘤压迫马尾部神经等可能的畸形，都可能会伴有严重的呕吐和腹胀等现象，应及时就医诊治。

4. 新生儿便秘的危害

（1）引起肛裂。正常排便不会导致肛门受损，当肛门及肛管所承受的压力到达一定阶段时，会造成肛门撕裂损伤及出血。

（2）影响智力发展。便秘会影响儿童的记忆力，同时也会对逻辑思维能力和创造思维能力造成影响。便秘时食物长时间滞留于肠道，会产生大量的毒素和有害气体，经肠壁吸收而进入血液循环系统，进而运转到各个器官和大脑，阻碍脑神经的正常传导功能，最后影响宝宝智力的发展。

（3）引发遗尿。研究资料表明，便秘会导致直肠膨胀，压迫膀胱壁，使其容量减少，同时会刺激膀胱壁，继而缩短尿液在膀胱中的滞留时间，增加排尿次数，引起新生儿遗尿。

5. 缓解宝宝便秘的方法

针对喂奶婴儿发生的便秘，尽可能用母乳喂养是最有效的治疗方法。发生便秘时，可以喂一些加糖的菜水或果汁等。

表 14-3　缓解宝宝便秘的几种方法

方法	内容及作用
能缓解便秘的辅食	可以吃一些水果、菜泥、麦片、玉米粉等
适当活动	能使大便下移，引起排便
按摩腹部肛门口	按摩左下腹，如果碰到条索状物，由上及下地轻轻按摩，能使大便下行排出。同时，还能引起生理反应，促进排便
人工通便	使用开塞露、石蜡油、小的肥皂条等通便，只可在便秘严重时使用，同时，注意训练排便习惯
中药治疗	在医生的指导下，可以使用一些清热解毒、润肠通便的中药

值得注意的是，新生儿几天不排便不一定是便秘。新生儿的解便机制尚未发育成熟，无法定时排便，当大便积多或者直肠壁神经感受到膨胀压力时才会引发反射性的解出大便，这也是部分宝宝几天解一次大便的原因。

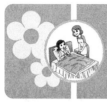

第五节
新生儿的按摩保健

按摩保健的必要性

　　为新生儿做按摩，成为近些年来流行的育儿方法。婴幼儿保健按摩，是中医按摩理论与现代护理学结合，针对婴幼儿实施的一系列护理保健措施。通过特定的按摩手法，能对婴幼儿体表部位进行适度刺激，可以促进婴幼儿体表弱势部位的感、触觉发展，开发婴幼儿大脑的潜能，同时还能提高机体消化系统和免疫系统功能，达到预防疾病、增强体质、加快婴幼儿智力发育的目的。

　　婴幼儿保健按摩具有简单易操作、无不良反应等特点，对于食欲缺乏、消化不良、呕吐、食积、腹胀、便秘、便稀、夜啼等 5 岁以下婴幼儿这些健康问题，都具有良好的防治效果。更重要的是，年龄越小，按摩所能起到的作用越佳。当然，新生儿家庭成员能掌握婴幼儿按摩保健技术的话，会使宝宝受益终生。

　　新生儿的皮肤又细又嫩，按摩时应该保证室内空气湿度适宜，避免在空气干燥的环境下进行。按摩前注意将手洗干净，适当地涂一些润肤油，防止伤害到宝宝皮肤。在为宝宝按摩的时候，可以哼唱儿歌或者播放轻音乐，营造一个温馨的氛围。

　　小于 6 周的新生儿，每次按摩时间应控制在 10 分钟以内。按摩时用手抚摸宝宝的小脸、腿部和背部，轻轻移动新生儿臀部、大腿、小腿和胳膊。

新生儿各个部位的按摩方法

1. 头部按摩

（1）用手轻轻捧起新生儿的脸，再以温柔、平静的声音和他说话。说话时眼睛要看着新生儿，双手从两侧向下抚摩新生儿的脸部，会使新生儿获得一种亲密无间的感觉。

（2）双手向新生儿脸的两侧滑动，滑向后脑。用手腕托起头部，双手指尖轻轻画小圈按摩头部，包括囟门。

（3）用拇指按摩新生儿的耳朵。用拇指和食指轻按耳朵，从最上面一直按到耳垂。

（4）其余4个手指从颈部按摩到肩部，由小指开始，4个手指依次按摩。

（5）手向下抚摩到新生儿肩膀上面。休息一会儿。

注意：在按摩过程中，双手捧起新生儿头部时，注意脊柱和颈部的安全。必要的时候，新生儿头部必须要得到全方位的支撑。

2. 手臂按摩

（1）双手从新生儿的肩部抚摸到指尖。

（2）按摩新生儿的左臂，双手交替按摩，先捏一下肩膀，再沿着胳膊到指尖，动作要轻柔。

（3）当新生儿乐意接受这种抚摸时，完全可以重复一次。其实，按摩的关键在于抚摸，让宝宝感觉很舒适。

（4）在按摩过程中，要注意宝宝的感受和反应。将手移回新生儿的肩部，结束整个左手臂的按摩。再转向右手臂，重复整个步骤。

3. 手部按摩

（1）用手指画小圈按摩新生儿的手腕，拇指抚摸新生儿的手掌，使新生儿小手张开。

（2）移动新生儿的手臂，如同做游戏。当新生儿松开手时，抚摸每一根手指。用一只手托住新生儿的手，另一只手的拇指和食指轻捏新生儿的手指，从小指开始，依次转动、拉伸每一根手指，动作要流畅。

（3）重复上述步骤，逐步按摩新生儿的每只手，以及每一根手指。

（4）让新生儿抓住你的大拇指，其余手指轻按新生儿的手背。

④ 胸部按摩

（1）从肩膀到脚趾，沿着新生儿的身体向下抚摸，做一次全身按摩。按摩时可以两只手交替进行，保持动作的连贯性，手不能放开，不要让新生儿感觉到手的变换。

（2）用指尖在新生儿的胸部画圈，注意不要碰到乳头。手滑动时，要注意肋骨部位的按摩手法，小指的指尖轻轻沿着每根肋骨滑动，然后再沿两条肋骨间的部位滑回来。将手移到新生儿的脖颈后面，手指聚拢，胸部按摩便结束了。

注意：随着按摩的深入，按摩的质量会逐步体现出来，宝宝会很乐意接受。按摩时，注意保持动作的连贯性，手法力度要均匀。

⑤ 躯体按摩

（1）沿着新生儿的脖颈、肩膀外侧抚摸，轻轻伸展肩部的肌肉。

（2）在新生儿背部画圆圈，将手指滑向腋窝，再沿肋骨之间的肌肉滑向身体中央。肋骨肌肉对呼吸的作用很大。

（3）在新生儿的腋窝至大腿之间来回抚摸，动作要缓慢、流畅、有力。当按摩结束时，将手放在新生儿肋骨的下方。

⑥ 腿部按摩

（1）沿着新生儿的左腿轻轻向下抚摸，然后再平稳、轻柔地滑回大腿部。

（2）从腿部向下，一直捏到脚。一只手捏住脚后跟，另一只手沿着腿部向下捏压、滑动。此时，新生儿会乱动，反而有助于按摩效果。其实，鼓励新生儿自由运动也是按摩的主要目的之一。因此，不要限制新生儿的自主运动。

（3）移至右腿，重复上述步骤。

⑦ 腹部按摩

（1）用手指肚沿着新生儿肚脐周围画圈。左右手交叉，右手放在左手上方，为防止两手碰撞，右手在适当位置时手指呈拱形。不要离肚脐太近，以防引起新生儿不适。

（2）腹部按摩需按顺时针方向进行，保持与肠的蠕动方向一致。画圈时，手掌尽可能放平，轻抚新生儿腹部，注视着新生儿的脸。

⑧ 脚部按摩

（1）一只手托住脚后跟，另一只手的拇指向下按摩脚底。然后，将4根手指聚拢在脚尖，用大拇指指肚按摩脚底。按摩脚底时，大拇指可以稍微加点力，其余手指不能用力。

（2）用拇指以外的4根手指指肚，沿着脚底向脚趾方向按摩，可以稍稍用力，手法要平稳。当按摩到脚趾时，手指快速回到脚跟，继续上述步骤。

（3）从小趾开始，依次轻轻转动、拉伸每一个脚趾。

（4）按摩新生儿的另一只脚，重复上述步骤。

⑨ 背部按摩

（1）双手捧住新生儿的头，向肩部、背部抚摩。两只手在背部来回按摩，五指并拢，掌根到五指成为一体，力度要均匀。双手交替从脖颈滑到臀部，重复几次抚摩动作。

（2）双手来回抚摩新生儿的背部，停在臀部。拇指放在新生儿脊柱两侧，其他手指并在一起，按住新生儿身体两侧，拇指带动其他手指上下滑动几次。按摩时，注意手指力度，不要用力按压脊椎。

⑩ 臀部按摩

（1）按摩时要避开皮肤发炎的部位，用"轻捏、拉伸、放松"三个动作来揉按臀部肌肉。臀部肌肉是身体中最厚的，注意避开新生儿的肛门。

（2）用拇指、食指和中指，揉捏大腿肌肉，直到骶骨。沿着臀部的底部，向两侧按摩，直到骨盆。

11. 脸部按摩

（1）将新生儿翻过身来，小脸对着你，用拇指指肚轻柔地抚摩前额。按摩时要避开眼部，避免按摩油进入眼睛。

（2）摸新生儿的鼻子，在嘴巴周围轻抚几下，再抚摩双颊，沿着颚骨周围轻揉。

按摩结束前，从头部到脚趾按摩几次。

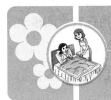

第六节
新生儿早期教育

新生儿视觉训练

训练新生儿的视力，首先要吸引宝宝注视灯光，进行视觉的刺激，再让宝宝的眼睛跟踪有色彩、发亮、移动的物体，开始逐步训练视觉能力。为此，推荐几种视觉训练游戏。

1. 看亮光游戏

新生儿出生后即有光感，在室内挂光亮适度、柔和的乳白色灯或彩灯，光线不要直射宝宝的脸，一会开灯，一会关灯，可以锻炼瞳孔放大与缩小的功能。两周后，用红布包住手电筒，使亮光对准新生儿眼睛上方 15～20 厘米处，沿着水平线向前后或左右方向慢慢摇动数次，以进行视觉锻炼。训练时视角控制在正前方45°范围内，几秒钟就行了。满月后，视角可扩大到正前方

90°，注视时间适当延长。

2. 看彩球游戏

将彩球悬挂于新生儿的上方，距离眼部20～25厘米，吸引新生儿注意。1周后，把彩球从新生儿左边移到右边，再从右边移到左边，训练视线随着物体移动。2周后，把球放在新生儿眼前上下移动，同时也可以左右移动。满月后，可以将球放于新生儿眼前作360°转圈，训练视线能随物体转动360°。

3. 看黑白游戏

取黑纸、白纸各1张，放在出生后10天左右的新生儿面前，眼与纸距离控制在15～20厘米。先看白纸，再看黑纸，分别注视30秒。然后同时出示黑白纸，让新生儿同时注视两张颜色不同的纸，训练眼球在两张纸之间移动。

新生儿醒来后，可以抱着他看室内墙壁上的彩色画。在婴儿床边可以挂一些玩具，或者彩色球。新妈咪可以经常盯着宝宝看一会儿，让宝宝在短时间内保持专注力，能促进新生儿视觉功能发展。

新生儿听觉训练

新生儿出生后即有听觉，2周后可集中听力，头或眼睛会转向发出声音的方向，形成初步的听觉反应。对新生儿进行的听觉训练，主要是让宝宝听声音接受听觉刺激，并开始在大脑中储存各种声音信息，进而促进听力发展和智力发育。

新生儿最喜欢听新妈咪说话，在每天的接触和护理中，要经常与宝宝谈话，轻唤宝宝名字，让宝宝熟悉自己的名字以及新妈咪的声音，逐步对自己的名字以及新妈咪的声音形成条件反射。

给宝宝听不同类型的音乐，可以播放一些优美悦耳的音乐，平时可以固定听1～2首优美的乐曲，古典名曲最佳。新妈咪可以选择在新生儿醒来时播放，形成一种习惯，时间在 5 分钟左右。注意经常改变录音机的放置位置，训练宝宝追寻声源及倾听能力。当然，由父母唱歌给宝宝听也是一种不错的选择。这样的训练，不仅能够锻炼宝宝的听觉，还能培养宝宝对音乐的兴趣，以及愉快的情绪。

也可以让新生儿听铃声、八音琴声和玩具动物叫声，每次只听一种声音。新生儿居室要保持安静，不要过分嘈杂，但也不要太过无声无息，反而不利于听力的发育。适度的环境声音刺激，能提高新生儿听觉的灵敏度，对宝宝智力发育具有促进作用。

新生儿味觉和嗅觉训练

1. 味觉训练

新生儿出生后就能对酸甜苦辣等味道作出不同的反应，比如，对甜味作出吸吮动作，比较愉快；对咸、酸的食物会皱眉闭眼，表情明显不愉快。基于这个特点，可以有意识地让新生儿品尝不同味道，如在消毒过的勺子上蘸上酸、甜、苦、辣等味道，以刺激新生儿味觉发育。

2. 嗅觉训练

新生儿出生后就能对各种气味作出反应，可以基于此进行嗅觉训练。嗅觉训练没有太大的顾忌，什么气味都能闻一闻，尽早感受不同的刺激能促进味觉发育。

新生儿触觉训练

新生儿触觉十分灵敏，尤其是唇、眼睑、脸颊、足心、手掌等处皮肤更为明显，碰到时能立刻有反应。所以，从出生后就应该开始对新生儿进行触觉训练。当新生儿醒来后，新妈咪可以用手轻轻触碰他的右脸颊和左脸颊，注意训练宝宝转头左、右看。当宝宝出现反应后，新妈咪可以亲吻一下新生儿，以鼓励宝宝作出回应。

新妈咪注意经常抚摸新生儿的每一根手指，使紧握着的小手放开，可在抚摸后用不同物体触碰新生儿的手掌心，如硬的、软的、冷的、热的，让新生儿感受到不同物体的触觉刺激。

喂奶前，新妈咪可以握着宝宝的小手，让其抚摸自己的乳房，然后再喂奶。经常做这样的动作，会使宝宝产生"饿了可以在此觅食"的意识。当然，在每次宝宝抚摸乳房后，即在喂奶前，要清洁乳头，做好卫生工作。在每次洗澡前后，或者换尿布后，此时新生儿大多半裸或者全裸，新妈咪可以抚摸宝宝的身体，轻柔的按摩能逗笑宝宝，从而使其感受到身体受触压带来的刺激。

新生儿动作训练

1. 手指抓握能力游戏

新妈咪将手洗干净，然后将食指塞进新生儿的手掌里，让宝宝抓握，抽出来后再塞进去，重复数次。这样的训练能够锻炼宝宝的抓握能力，也可以用一些其他物体代替。

2. 转动头部游戏

让新生儿仰卧在床上，新妈咪手拿一些色彩鲜艳，或者能发出声响的玩具，在距离宝宝30～40厘米远的地方左右慢慢移动，让新生儿的头部随着玩具转动，角度可以逐步扩大。

3. 收缩拳脚游戏

用手指或者其他物体去触碰新生儿的脚心，使其自动收缩作出反应，反复多次，能充分活动新生儿腿部肌肉。

4. 进行游泳

待新生儿脐带脱落且恢复良好时，在 2～3 周可以进行游泳活动。将新生儿放在较大的浴盆中，一只手托住下颌，另一只手托住腹部，使其平趴在水中，露出头部，保持四肢自由活动，然后推动身体在水中自由移动。

经常与新生儿交谈

新生儿出生后，父母就要多与宝宝进行沟通和交谈，不能因为怕宝宝听不懂而不去和宝宝交流。

实际上，宝宝远比人们想象的要聪明得多。从听不懂、不会说话的时候，就要逐步培养宝宝的语言能力。当宝宝高兴的时候，要尽可能与其多说话。当宝宝躺在床上的时候，父母可以靠近与宝宝交流，内容尽量广泛一些，如认识家庭成员、周围的物体、形状、颜色等等。

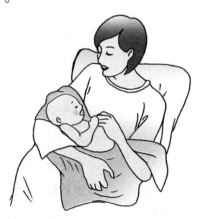

同宝宝交流时，居室内环境尽量安静一些，说话语速要慢，面带笑容，要温柔和亲切，时间控制在 5 分钟以内。另外，父母在说话的时候，也要逗宝宝发出声音。到了第 2～3 周时，宝宝就能发生"哦哦"的声音，这便是他的回应。很显然，父母及周围人讲得越多，宝宝作出回应也会更勤。

同宝宝说话的机会很多，比如喂奶、洗澡、换尿布时都能进行。经常与宝宝交谈，能促进新生儿语言和智力发育，同时还能开发大脑。

下面，为新妈咪推荐一些适合新生儿的儿歌，在哼唱的同时，最好伴有一些肢体动作，如拍手、发出模仿动物的声音等等。

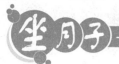

小手多灵巧

一个手指点点点

两个手指敲敲敲

三个手指捏捏捏

四个手指挠挠挠

五个手指拍拍拍

五个兄弟爬上山

叽里咕噜滚下来

小手拍拍

小手拍拍，

小手拍拍

手指伸出来

眼睛在哪里

眼睛在这里

用手指出来

小宝宝

大拇哥， 二拇弟， 中鼓楼， 四兄弟

小妞妞

爬呀爬呀爬上山

耳朵听听

眼睛看看

鼻子闻闻

嘴巴尝尝

咯吱一下

五指歌

爸爸是司机， 开汽车， 嘀嘀嘀

爸爸旁边是妈妈， 妈妈洗衣服， 刷刷刷

个子最高是哥哥， 哥哥打篮球， 砰砰砰

哥哥旁边是姐姐， 姐姐在跳舞， 嚓嚓嚓

个子最小就是我， 我在敲小鼓， 咚咚咚

力开发新生儿大脑潜能

左右两个半球构成人的大脑，而左右脑的功能是无法完全分开的，两者在优势和功能发展上具有自身的分工和差异。右脑拥有感觉优势，左脑拥有语言优势。在人体生长发育早期，会体现出不同人大脑发育的时间差异，大脑功能的发展主要集中在右脑半球，而左脑半球的发展决定于右脑半球。于是，早期教育便有了目标和重点。

为此，介绍几种促进早期右脑半球功能发育的简单方法：

（1）对着左右耳轮流说话，声音不要太大，要轻柔缓慢，与耳朵保持一定距离。每天2~3次，每次3分钟左右。

（2）按紧右鼻，用左鼻呼吸，几秒钟就可以了，然后换成左鼻。

（3）听一些古典音乐，曲调要柔和，音律舒缓。

（4）早期感官教育，如听、视、触、嗅等感觉训练。

宝宝讲故事

小·鹿·和·小·溪

一天，小鹿来到了小溪边。他望着溪水里映着的自己，夸道："瞧我真美丽！像树干一样苍劲的角，珍珠一样白而毛绒绒的斑点，细长而有力的脚，不胖不瘦，真完美！"一旁的小溪说道："虽然你美丽，但是没什么作用啊，你整天只会夸耀自己美，就没想到大伙儿干活的辛苦吗？"

小鹿不服气了，他嘟起嘴，把蹄子踏得嗒嗒响，说："我？我那么强壮，自然力气比你大多了，哪像你，涓涓细流，柔弱无力，还口口声声地教训我！""好啊！既然你自以为力气比我大，"小溪笑着说，声音清脆得像铃铛响，"我们就来打个赌，用两年的时间，把一块巨石打磨得光滑圆润，这样好

267

吗?"小鹿冷笑一声说:"两年把石头磨圆?对于我来说太容易了,因为用不了几个月,我就可以直接把巨石踢碎!"小溪答应了,让他用两年时间把巨石踢碎。

这两年里,小溪一直不停地用全身力气来打磨巨石,每磨完一个角,小溪就会为自己加油。而小鹿根本就不把他和小溪的约定放在眼里,而是今天去洗洗澡,明天去采花,后天去参加约会……看见小溪正在努力打磨巨石时还轻蔑地看了小溪几眼。小溪看都没看,依然努力打磨巨石。

一眨眼,两年过去了。原本坚硬且有棱有角的巨石被小溪磨成了一个硕大的石球。小溪把它托起,欢呼着,而小鹿呢?他正用他的蹄子使劲地踢巨石,可巨石连动都没动一下,更别说裂开了,突然,小鹿脚一痛,竟晕在地上。小溪赢了,他输了。

从此,森林里没了一头骄傲而美丽的小鹿,却多了一头拖着残腿走不快的小鹿。

想看冬天的小熊

冬天快要到了,小熊一家该去冬眠了。可是小熊说什么也不肯回洞里睡觉:"妈妈,我想见见冬天,我不想睡觉!小松鼠告诉了我所有关于冬天的事儿,他说每个地方都是雪,一切都是白茫茫的,还有很多孩子在堆雪人。妈妈我不想睡觉,我想看看。"

熊妈妈摸摸小熊的头,说:"孩子,冬天对我们来说可不是好季节。我们应该在洞里舒舒服服地睡觉,好躲避严冬的寒冷。来吧,小熊,我们快回洞里去,要下雪了!"

"不嘛,不嘛,我想见见冬天!"小熊哭闹起来。

熊妈妈把他抱回了洞,搂在怀里,哼着歌儿哄他入睡。慢慢地,小熊睡着了……

这时候,奇怪的事情发生了:小熊感到自己不是在洞里,而是站在外面的雪地里。外面到处都是雪,就像小松鼠告诉他的一样。小熊看见冰柱从城里房子的屋顶上垂挂下来，还看见了雪车，听见"叮叮当当"的铃铛声。

小熊还看见孩子们坐在雪橇上从山上滑下来，一些孩子在池塘的冰上溜来溜去，还有一群孩子在街道两旁堆雪人、打雪仗……

"冬天真美呀！"小熊想着，还喃喃地说着："妈妈，我看见冬天了。"小熊蜷着胖乎乎的身子，睡得很香很香。

小猴种果树

春天，小猴在山坡上刚栽下一排梨树，就吹嘘开了："我栽的梨树要结果子啦！"

小山羊正在栽杏树，他对小猴子说："兄弟，你高兴得太早了。梨树要5年才结果呢。"小猴子一听，心里凉了半截，忙问山羊："你栽的杏树几年结果呀？"山羊回答说："只要4年。"

小猴子连夜把梨树拔了，改栽了杏树，又吹嘘开了："我的杏树，4年就能结杏子！"

小黄牛正在给桃树施肥，他抬起头来对小猴子说："吹什么！我种的桃树，3年就能结大桃子！"

小猴子后悔自己错栽了杏树，又连夜拔掉，栽上了桃树。然后，他又吹嘘自己种的桃树多么好，结果结得多么早。

小白马正在给樱桃树浇水，他不耐烦地对小猴子说："我种的樱桃树，只要2年就结果。"小猴子一听，又心动了……

几年后，漫山遍野的果树丰收了！种杏的得杏，种桃的得桃，种樱桃的得樱桃，只有小猴子两手空空，一无所得。

小兔子找妈妈

小兔子跟妈妈一起出去割草。

前面飞过来一只漂亮的红蜻蜓，小兔子丢下镰刀和篮子就追蜻蜓去了。追呀追，追了好远。蜻蜓飞跑了，小兔子才停下来，想起妈妈。

小兔子回头找妈妈。

"呜呜——呜呜——"小兔子哭了起来，"这是哪里呀？妈妈在哪里呢？"

"嗨！小兔子，你哭什么哭？"走过来一只大灰狼。

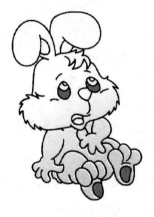

"我找不到妈妈了。"小兔子抹着眼泪说。

"没关系，我带你找妈妈去。"

小兔子就跟着大灰狼走了。

后面走过来一只老山羊。

"嗨！小兔子，你到哪里去？"山羊爷爷的胡子好长啊！雪白雪白的胡子，在太阳下闪闪发光。

"别理他，又是这只多管闲事的老山羊！"大灰狼说着，催小兔子加快步伐。

"我跟大灰狼一起找我妈妈去。"小兔子边走边回头说。

"傻孩子。"山羊爷爷飞奔过来，长长的胡须凌空飘舞。

山羊爷爷一把抓住小兔子，转身就跑。大灰狼急了，转身朝他们扑过来，两眼发绿，一头把山羊爷爷撞倒了，一副青面獠牙的样子，对山羊爷爷说："你这个老家伙，虽然你没有小兔子的肉好吃，我还是不得不先把你吃了，以免你以后又多管闲事。"

说着，大灰狼就张开大嘴，扑向山羊爷爷的颈脖子。说时迟，霎时快。凌空飞来一只大黑鹰，在这千钧一发之际，黑鹰俯冲而下，一口啄到大灰狼的眼睛，大灰狼痛得嗷嗷叫，转身就逃跑了。

"谢谢你，黑鹰叔叔。"大灰狼逃跑了，小兔子一边扶起山羊爷爷，一边谢谢黑鹰。

"不用谢！"老鹰走过来，帮小兔子一起扶起山羊爷爷。

黑鹰抬起头，望着蓝蓝的天空，微笑着说："小兔子，以后可要小心了，这地上，比我们天空复杂多了，以后，不要随便离开妈妈，更不要跟着大灰狼走。大灰狼天生就是吃弱小动物的。"

"嗯，我记住了。"说着，小兔子又呜呜地哭了起来，边哭边说："妈妈，妈妈，我的妈妈在哪里呢?"

"别哭了，我带你找你妈妈去。"说着，黑鹰趴到地上，让小兔子爬到它背上。告别了山羊爷爷，黑鹰背着小兔子，在蓝天下寻找它的妈妈。

终于找到兔妈妈了，兔妈妈也在到处找小兔子呢。

兔妈妈紧紧地抱着小兔子，激动得流出眼泪了。兔妈妈抬头谢黑鹰，黑鹰已经飞到蓝蓝的天空上去了。

小猪嘟嘟

有一天，猪妈妈和猪爸爸要外出拜访朋友，对小猪嘟嘟说:"嘟嘟，你一个人乖乖在家待着，等爸爸妈妈出去后你要关好门，不要给陌生人开门，知道吗?"

嘟嘟问:"为什么不要给陌生人开门?"

妈妈很认真地说:"陌生人可能是大灰狼伪装的，嘟嘟一个人在家，放大灰狼进来他会吃了你的!"

嘟嘟害怕了，连忙点头:"嘟嘟知道了，在家不会给陌生人开门，爸爸妈妈要早点回来哦!"

猪爸爸和猪妈妈这才放心，看着嘟嘟关好门就出去了。

爸爸妈妈走了没多久，嘟嘟就听见有人敲门，他站在门背后问:"你是谁呀?"

门外面的人说:"我是修水表的叔叔，你家水表坏了!"

嘟嘟刚要开门，忽然想到爸爸妈妈的话，就说:"我不会给你开门的，等我爸爸妈妈回来了你再来修水表吧!"

然后，门外面的人就走了。

过了一会，又有人敲门。

嘟嘟问:"你是谁呀?"

门外面的人说:"我是修电表的叔叔，你家的电表坏了!"

嘟嘟想了想说:"我不会给你开门的，等我爸爸妈妈回来了你再来修电表吧！"

过了没多大一会，再次有人敲门。

嘟嘟问："你是谁呀？"

门外面的人回答道："我是送快递的叔叔，有你妈妈的快递！"

嘟嘟想了想："我不会给你开门的，等我爸爸妈妈回来了你再来送快递吧！"

门外面的人解释说："小朋友，我不要你给我开门，你只要开个小缝让这个快递进去就行了！"

嘟嘟一想，爸爸妈妈说过不要给陌生人开门，可没说过不给快递开门啊！

于是，嘟嘟就把门开了一道缝，等着快递进来。

忽然，门猛地被推开，一只大灰狼冲了进来，一把提起嘟嘟，笑着说："小东西，可算抓到你了，乖乖做我的美食吧！"

嘟嘟吓呆了，结结巴巴地说："你，你怎么会是，会是大灰狼？"

大灰狼哈哈笑了起来："小笨蛋，修水表的叔叔是我伪装的，修电表的叔叔是我伪装的，送快递的叔叔自然也是我伪装的！我费了这么大的心思就是要抓住你，你还真上当受骗了！"

嘟嘟非常非常后悔开门，可是已经晚了，家里没有爸爸妈妈，没人能救得了他，很快他就被吃掉了。

妈妈告诉宝宝：家里没有大人时，不要给任何人开门，来敲门的都有可能是大灰狼伪装的。就算家里有大人在，有人敲门时宝宝也不要去开，让大人去看敲门的是好人还是坏人，然后再决定开不开。

小老鼠和乌龟

春暖花开，小老鼠在门口玩，一只乌龟背着一袋东西，吃力地走来。到了跟前，乌龟放下袋子，说："小老鼠，麻烦你了。亲戚送我一袋花生，我家离这里还好远，我实在背不动啦。我想先寄放在你家里，以后来取，行吗？"

"行！行！"小老鼠爽快地答应着，和乌龟一起把花生抬进了屋。

乌龟走了。小老鼠把鼻子凑到花生袋上嗅嗅。啊，真香啊！他的口水顿时嘀嗒嘀嗒落下来。"不能馋，这是别人的东西，不能吃！"小老鼠打着自己的嘴巴说。可是口水一点也不听话，反而流得更多更快了。"唉，真没办法！"小老鼠打开袋子，吃了几粒花生。

第二天，小老鼠看着花生，口水又流出来。他啪啪啪用力打自己的嘴巴："昨天不是尝了吗，怎么还馋？不能馋！"可是不顶用，口水仍越流越多。"唉，真没办法！"小老鼠又打开袋子，吃了几粒花生。一天又一天，每天小老鼠都忍不住要吃花生。终于有一天，花生米只剩小半袋了，这时小老鼠慌了：明儿乌龟来取，怎么还他呀？小老鼠急得吃不香睡不着，想呀想，唯一的办法就是快点把剩下的花生种下，也许能在乌龟来取之前收到花生，还给他。

于是，小老鼠在屋后开垦了一块地，播下了花生种子。在小老鼠的精心照料下，种子很快发芽、长苗、结果……成熟啦！小老鼠收回花生，剥出花生米，把乌龟的袋子装得满满的，还剩下好多。"真香啊！"小老鼠吃着自己种出的花生，好不开心，他想："劳动真快乐，以后我还要种，种花生、种玉米、种土豆……"

就这样，不爱劳动的小老鼠变得爱劳动了。大家也不再叫他"让人讨厌的懒惰的小老鼠"，而是亲切地改叫他"讨人喜欢的勤劳的小老鼠"。

小猫钓鱼

小猫的奶奶要来了，妈妈要小猫去河边钓几条新鲜的鱼，给奶奶吃。

小猫提着桶子，拿着鱼竿，嘴里哼着歌儿高兴地走着。突然，它看见一只小兔，拿着球拍正在帮小刺猬把挂在树上的羽毛球弄下来，可怎么也弄不下来。小猫跑过去对它们俩说："我帮你们弄下来。"只见小猫举起长长的鱼竿，小心翼翼地把羽毛球勾了下来，小白兔和小刺猬连声说："谢谢你，小猫。"小猫来到河边把鱼竿抛进水里，静静地坐在河边一动也不动，等待小鱼上钩。

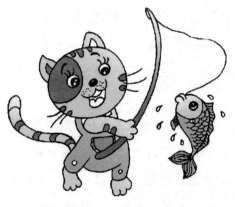

只见鱼钩轻轻地动了一下，小猫立马就把鱼竿提起来。"呀，钓到鱼啦！"小猫开心大叫。它把鱼钩上的小鱼取下来，又耐心地钓起鱼来，就这样，一个下午差不多过去了，小猫也准备回家了。在回家的路上，小猫看见了3只肚子饿得咕咕叫的流浪猫，小猫把鱼分给了3只流浪猫，提着一个空空的桶回家了。妈妈见小猫提着空桶子回来了，很生气，小猫就把回家路上的事一五一十地告诉了妈妈，妈妈听了对小猫说："儿子，你乐于助人，我为你骄傲。"小猫听了，开心地笑了。